「あなた糖尿病ですよ」と告げられたら

糖尿病の ？(ハテナ) がわかる！イラストBOOK

編著 大阪市立総合医療センター 糖尿病・内分泌センター長／糖尿病内科 部長

細井雅之

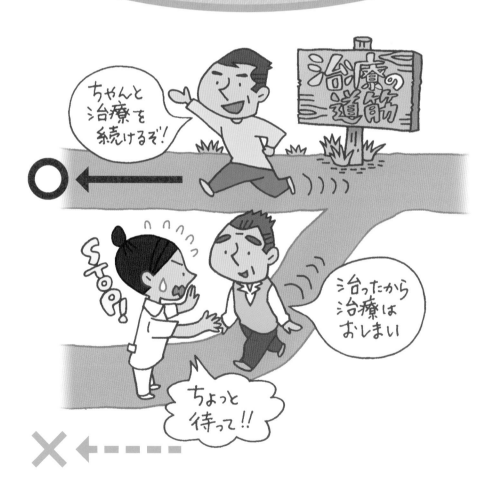

MC メディカ出版

編集にあたって

　みなさんは「糖尿病」と聞いて、どんな病気か想像がつくでしょうか？わからないときは、今ではインターネットで検索することが多いでしょう。厚生労働省の「生活習慣病予防のための健康情報サイト（e-ヘルスネット）」には「インスリンの作用不足により高血糖が慢性的に続く病気。網膜症・腎症・神経障害の三大合併症をしばしば伴う。」*と記載されています。果たして、この説明を読んで、みなさんは納得できましたでしょうか？　あるいは、「糖尿病には日本酒がいい（？）」とか、「インスリン注射をするようになれば終わりだ（？）」といった噂を聞かれたことはありませんか？　果たして、この噂は真実なのでしょうか？　デマなのでしょうか？

　本書『糖尿病の？がわかる！イラストBOOK』は、みなさんの「？」を少しでも少なくし、正しい知識を身につけ、糖尿病のために将来困ることがないようにしていただくためのノウハウを集めています。わが国で多くの糖尿病患者さんを診ておられるエキスパートの先生に、よくあるみなさんの「？」に、できるだけわかりやすく「見える化」でお答えいただきました。少しでもみなさんの「？」を解消していただければ幸いです。

*厚生労働省．"糖尿病"．e-ヘルスネット．https://www.e-healthnet.mhlw.go.jp/information/dictionary/metabolic/ym-048.html.（2021年11月閲覧）.

2021年11月

大阪市立総合医療センター 糖尿病・内分泌センター長／糖尿病内科 部長
細井雅之

「あなた糖尿病ですよ」と告げられたら

糖尿病の？（ハテナ）がわかる！イラストBOOK

目次

第**3**章 糖尿病の食事の？（ハテナ）がわかる！

編集・執筆者一覧

◖編集◗

細井雅之 ほそい・まさゆき ▶ 大阪市立総合医療センター 糖尿病・内分泌センター長／糖尿病内科 部長

◖執筆者（50音順）◗

渥美義仁 あつみ・よしひと ▶ 永寿総合病院 糖尿病臨床研究センター センター長 ● 第1章3

荒木栄一 あらき・えいいち ▶ 熊本大学大学院 生命科学研究部 代謝内科学 教授 ● 第1章2

有村愛子 ありむら・あいこ ▶ 鹿児島大学大学院 医歯学総合研究科 糖尿病・内分泌内科学 助教 ● 第1章7

池上博司 いけがみ・ひろし ▶ 近畿大学 医学部 内分泌・代謝・糖尿病内科 主任教授 ● 第5章7

池田恒彦 いけだ・つねひこ ▶ 互恵会大阪回生病院 眼科 顧問／大阪医科薬科大学 名誉教授 ● 第2章3，第2章4

石田俊彦 いしだ・としひこ ▶ NPO法人香川糖尿病支援まんでがん 理事長／キナシ大林病院 糖尿病センター センター長 ● 第2章13

和泉雄一 いずみ・ゆういち ▶ 東京医科歯科大学 名誉教授 ● 第2章12

稲垣暢也 いながき・のぶや ▶ 京都大学大学院 医学研究科 糖尿病・内分泌・栄養内科学 教授 ● 第1章1

稲葉雅章 いなば・まさあき ▶ 社会医療法人寿楽会 大野記念病院 名誉院長 ● 第2章14

今川彰久 いまがわ・あきひさ ▶ 大阪医科薬科大学 内科学I 教授 ● 第5章4

上田実希 うえだ・みき ▶ すみれ病院 内科 ● 第2章15

宇都宮一典 うつのみや・かずのり ▶ 東京慈恵会医科大学 総合健診・予防医学センター センター長 ● 第2章5

馬屋原豊 うまやはら・ゆたか ▶ 独立行政法人地域医療機能推進機構大阪病院 院長補佐／糖尿病・内分泌内科 診療部長 ● 第1章10

繪本正憲 えもと・まさのり ▶ 大阪市立大学大学院 医学研究科 代謝内分泌病態内科学・腎臓病態内科学 教授 ● 第2章1

岡田裕子 おかだ・ゆうこ ▶ 糖尿病・内分泌・漢方内科 新神戸おかだクリニック 院長 ● 第1章4

岡村真太郎 おかむら・しんたろう ▶ 天理よろづ相談所病院 内分泌内科 ● 第5章2

小河健一 おがわ・けんいち ▶ 和歌山大学 保健センター センター長 ● 第2章2

小川渉 おがわ・わたる ▶ 神戸大学大学院 医学研究科 糖尿病・内分泌内科学 教授 ● 第1章4

小倉雅仁 おぐら・まさひと ▶ 京都大学大学院 医学研究科 糖尿病・内分泌・栄養内科学 助教 ● 第1章1

家久耒啓吾 かくらい・けいご ▶ かくらい眼科 院長 ● 第2章3，第2章4

加藤映美里 かとう・えみり ▶ ミッドタウンクリニック ハイメディック京大病院 栄養課 管理栄養士 ● 第3章3

金﨑啓造 かなさき・けいぞう ▶ 島根大学 医学部 内科学講座内科学第一 教授 ● 第2章6

金藤秀明 かねとう・ひであき ▶ 川崎医科大学 糖尿病・代謝・内分泌内科 教授 ● 第1章9

川崎勲　かわさき・いさお　▶ 医療法人かわさきクリニック 糖尿病内科・内科 かわさきクリニック 院長　● 第 2 章 16

川浪大治　かわなみ・だいじ　▶ 福岡大学 医学部 内分泌・糖尿病内科学 教授　● 第 2 章 5

川村智行　かわむら・ともゆき　▶ 大阪市立大学大学院 医学研究科 発達小児医学 講師　● 第 5 章 8

木村武量　きむら・たけかず　▶ 大阪大学大学院 医学系研究科 内分泌・代謝内科学 助教（医学部講師）　● 第 5 章 4

蔵本真宏　くらもと・まさひろ　▶ 大阪市立総合医療センター 栄養部 主幹　● 第 3 章 8

小西俊彰　こにし・としあき　▶ すみれ病院 院長　● 第 2 章 15

小林知子　こばやし・ともこ　▶ 愛媛県立中央病院 検査部　● 第 5 章 5

小山英則　こやま・ひでのり　▶ 兵庫医科大学 糖尿病内分泌・免疫内科学 主任教授　● 第 2 章 8

近藤寛　こんどう・ひろし　▶ 土佐リハビリテーションカレッジ 理学療法学科 講師　● 第 4 章 3

櫻田郁　さくらだ・いく　▶ 熊本市立植木病院 内科　● 第 1 章 2

貞廣克彦　さだひろ・かつひこ　▶ 市立伊丹病院 糖尿病・内分泌・代謝内科 科部長　● 第 2 章 11

佐藤利彦　さとう・としひこ　▶ 夕陽ヶ丘佐藤クリニック 院長　● 第 4 章 2

重本翔　しげもと・しょう　▶ 大阪医科薬科大学 糖尿病代謝・内分泌内科 助教（准）　● 第 1 章 8

清水一紀　しみず・いっき　▶ 心臓病センター榊原病院 糖尿病内科 部長　● 第 5 章 5

下村伊一郎　しもむら・いいちろう　▶ 大阪大学大学院 医学系研究科 内分泌・代謝内科学 教授　● 第 2 章 10

清野弘明　せいの・ひろあき　▶ せいの内科クリニック 院長　● 第 6 章 3

関根理　せきね・おさむ　▶ 淡海医療センター 糖尿病内分泌内科 糖尿病センター長　● 第 1 章 6

篁俊成　たかむら・としなり　▶ 金沢大学附属病院 内分泌・代謝内科 教授／ NPO 法人 Team DiET　● 第 3 章 9

田中かおり　たなか・かおり　▶ 渡辺内科クリニック 管理栄養士　● 第 3 章 1

田中永昭　たなか・ながあき　▶ 関西電力病院 糖尿病・内分泌代謝センター 部長　● 第 3 章 7

谷澤幸生　たにざわ・ゆきお　▶ 山口大学 理事・副学長　● 第 5 章 1

玉井杏奈　たまい・あんな　▶ 大阪市立総合医療センター 糖尿病・内分泌センター／糖尿病内科 医長　● 第 4 章 2

田村好史　たむら・よしふみ　▶ 順天堂大学大学院 代謝内分泌内科学・スポートロジーセンター センター長補佐／
順天堂大学 国際教養学部 グローバルヘルスサービス領域 教授　● 第 4 章 1

辻井悟　つじい・さとる　▶ 天理よろづ相談所病院 内分泌内科 特定嘱託部長　● 第 5 章 2

堤千春　つつみ・ちはる　▶ 大阪医科薬科大学 糖尿病代謝・内分泌内科 非常勤講師　● 第 1 章 8

寺内康夫　てらうち・やすお　▶ 横浜市立大学大学院 医学研究科 分子内分泌・糖尿病内科学 教授　● 第 6 章 2

寺前純吾　てらさき・じゅんご　▶ 大阪医科薬科大学 糖尿病代謝・内分泌内科 講師　● 第 1 章 8

徳丸季聡　とくまる・としあき　▶ 金沢大学附属病院 栄養管理部 栄養管理室長／ NPO 法人 Team DiET　● 第 3 章 9

仲村英昭　なかむら・ひであき　▶ 沖縄セントラル病院 一般内科　● 第 3 章 6

西尾善彦　にしお・よしひこ ▶ 鹿児島大学大学院 医歯学総合研究科 糖尿病・内分泌内科学 教授 ● 第 1 章 7

野村卓生　のむら・たくお ▶ 関西福祉科学大学 保健医療学部 リハビリテーション学科 教授 ● 第 4 章 3

柱本満　はしらもと・みつる ▶ みつるクリニック 院長 ● 第 5 章 3

花房俊昭　はなふさ・としあき ▶ 堺市立総合医療センター 名誉院長 ● 第 1 章 8

馬場谷成　ばばや・なる ▶ 近畿大学 医学部 内分泌・代謝・糖尿病内科 講師 ● 第 5 章 7

濵口朋也　はまぐち・ともや ▶ 市立伊丹病院 糖尿病・内分泌・代謝内科 診療部長／糖尿病センター センター長
　　　　　● 第 2 章 11

日髙秀樹　ひだか・ひでき ▶ 関西テレビ放送株式会社 健康管理室 室長 ● 第 6 章 1

広瀬正和　ひろせ・まさかず ▶ D Medical Clinic Osaka 院長 ● 第 5 章 8

福井道明　ふくい・みちあき ▶ 京都府立医科大学 内分泌・代謝内科学 教授 ● 第 3 章 4

福島光夫　ふくしま・みつお ▶ 福島医院 院長 ● 第 3 章 3

福本真也　ふくもと・しんや ▶ 大阪市立大学大学院 医学研究科 先端予防医療学 准教授 ● 第 3 章 2

藤井純子　ふじい・じゅんこ ▶ 佐賀大学医学部附属病院 糖尿病看護認定看護師／慢性疾患看護専門看護師 ● 第 2 章 9

藤本浩毅　ふじもと・ひろき ▶ 大阪市立大学医学部附属病院 栄養部 主査 ● 第 3 章 5

細井雅之　ほそい・まさゆき ▶ 大阪市立総合医療センター 糖尿病・内分泌センター長／糖尿病内科 部長
　　　　　● 第 4 章 2，第 4 章 4

堀井三儀　ほりい・みのり ▶ 特定医療法人長生会大井田病院 内科 ● 第 6 章 2

前川聡　まえがわ・ひろし ▶ 滋賀医科大学 内科学講座 糖尿病内分泌・腎臓内科 教授 ● 第 1 章 6

益崎裕章　ますざき・ひろあき ▶ 琉球大学大学院 医学研究科 内分泌代謝・血液・膠原病内科学講座 教授 ● 第 3 章 6

松久宗英　まつひさ・むねひで ▶ 徳島大学 先端酵素学研究所 糖尿病臨床・研究開発センター センター長／教授
　　　　　● 第 1 章 5

松村卓郎　まつむら・たくろう ▶ 山口県立総合医療センター 血液内分泌内科 部長 ● 第 5 章 1

水谷幸嗣　みずたに・こうじ ▶ 東京医科歯科大学大学院 医歯学総合研究科 歯周病学分野 助教 ● 第 2 章 12

元山宏華　もとやま・こうか ▶ 大阪市立総合医療センター 糖尿病内科 副部長 ● 第 2 章 1

森克仁　もり・かつひと ▶ 大阪市立大学大学院 医学研究科 腎臓病態内科学 准教授 ● 第 2 章 7

森脇恵美子　もりわき・えみこ ▶ 大阪市立十三市民病院 看護部 主査／糖尿病看護認定看護師 ● 第 3 章 8

藥師寺洋介　やくしじ・ようすけ ▶ 大阪市立総合医療センター 糖尿病内科 医長 ● 第 4 章 4

山川房江　やまかわ・ふさえ ▶ 沖縄大学 健康栄養学部 管理栄養学科 講師 ● 第 3 章 6

山田真介　やまだ・しんすけ ▶ 大阪市立大学大学院 医学研究科 膠原病内科学 准教授 ● 第 2 章 14

吉岡成人　よしおか・なりひと ▶ NTT 東日本札幌病院 院長 ● 第 5 章 6

渡辺伸明　わたなべ・のぶあき ▶ 渡辺内科クリニック 院長 ● 第 3 章 1

第 1 章

糖尿病の
診断・検査の
？がわかる！

1 糖尿病ってどんな病気？

京都大学大学院 医学研究科 糖尿病・内分泌・栄養内科学 助教　**小倉雅仁**
同 教授　**稲垣暢也**

糖尿病とは

私たちの体の中では、インスリンというホルモンがはたらき、
血糖値を調整しています。

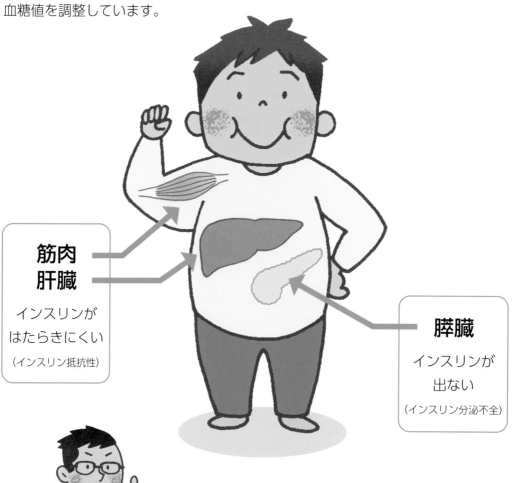

**筋肉
肝臓**

インスリンが
はたらきにくい

（インスリン抵抗性）

膵臓

インスリンが
出ない

（インスリン分泌不全）

糖尿病はインスリンが出にくくなったり、はたらきが悪
くなることで血糖値の調節が難しくなる病気です。

症状がないから、このままでも大丈夫？

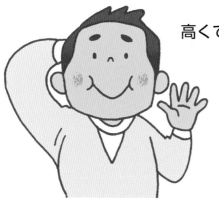

血糖値？
高くても大丈夫さ！

このままだと……？
- 目が見えなくなる
- 透析になる
- 足を切らなくては
  いけなくなる
- 心筋梗塞になる
- 脳梗塞になる
  ……など

症状がないことも多いですが、血糖値が高い状態がずっと続くと、やがて合併症が現れて生活が制限されたり、命を落とす危険もあります。

上手に糖尿病とつき合う人生を送りましょう！

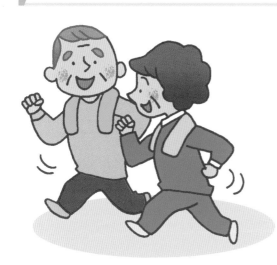

若いころに糖尿病を発症しても、通院を続けて血糖値をしっかり管理することで、健康な人と変わらない、元気な生活を送ることができます。

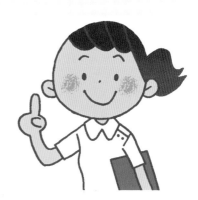

2 「血糖値」って何？

熊本市立植木病院 内科　**櫻田郁**

熊本大学大学院 生命科学研究部 代謝内科学 教授　**荒木栄一**

血糖と血糖値

「血糖」とは血液に含まれているブドウ糖のことで、その量を示したものを
「血糖値」といいます。

成人の基礎代謝量

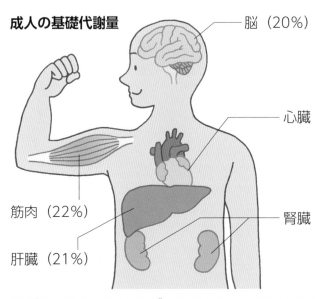

- 脳（20%）
- 心臓
- 筋肉（22%）
- 肝臓（21%）
- 腎臓

血糖は体のエネルギー源であり、血糖がないと生きていけません。血糖は食事で補給されますが、食事をとらないときも血糖はなくなりません。血糖をある一定の濃度に保つように、さまざまなしくみがはたらいて調整されています。血糖値の正常値は、早朝の空腹時で 100mg/dL 未満です。

体が必要とするエネルギー量は食事で摂取します。一方、エネルギーの消費量は、基礎代謝量が60%、食事誘発性熱産生（DIT）が10%、意図的な運動が0〜5%、歩く、立つ、掃除をするなど日常の身体活動（NEAT）が 25〜30%に分けられます。基礎代謝量とは、生命の維持のために体が必要とするエネルギー量のことで、成人では脳で 20%、肝臓で 21%、筋肉で 22%、心臓、腎臓のほか脂肪組織などで消費されます。

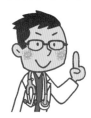

エネルギー源の一つであるブドウ糖（血糖）
の動きをみてみましょう。

空腹時と食事を摂取したときの血糖の動き

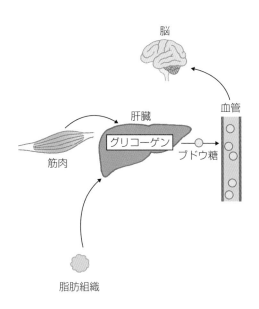

脳

肝臓

グリコーゲン

ブドウ糖

血管

筋肉

脂肪組織

①食間や夜間などの空腹時

血糖は体のエネルギー源であり、空腹時もつねに臓器で利用されています。食事をとったときにはたくさん出ているインスリンが空腹時はあまり出なくなり、肝臓にグリコーゲンとして蓄えられていた糖分がブドウ糖となります。また、それでもブドウ糖が不足する場合は、脂質やたんぱく質を利用してブドウ糖を合成します。その結果、空腹時もある程度以上の血糖値が保たれるのです。

②食事をしたとき

食事をとると、炭水化物が消化管で消化されブドウ糖となり、吸収されて血糖となります。血糖値が上がると、膵臓からインスリンが出て血糖値を下げようとします。また、食事をとる前に肝臓から出ていたブドウ糖は出なくなり、逆に肝臓に蓄えられたり、筋肉や脂肪組織などがブドウ糖を取り込んで血糖値を下げます。

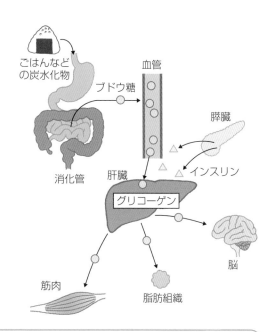

ごはんなどの炭水化物

ブドウ糖

血管

膵臓

インスリン

消化管

肝臓

グリコーゲン

脳

筋肉

脂肪組織

①と②をくり返しながら、血糖はある一定の値に保たれています。

3 どうして糖尿病になるの？

永寿総合病院 糖尿病臨床研究センター センター長　**渥美義仁**

膵臓、インスリン、血糖の関係

糖尿病の病態は、野球のバッテリーにたとえて説明できます。

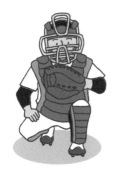
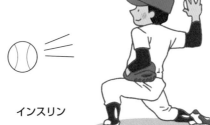

インスリンの効くところ
（肝臓、筋肉、膵臓）

インスリン

膵臓のβ細胞
（インスリンを分泌する細胞）

血糖値が上がると、ピッチャー（膵臓のβ細胞）がインスリンというボールを投げます。肝臓、筋肉、膵臓のキャッチャーがボールを受け取ると、血管の中の血糖を取り込むので血糖値が下がります。

1 型糖尿病

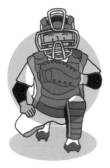

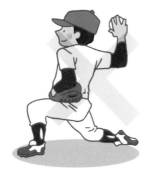

インスリンの効くところ
（肝臓、筋肉、膵臓）

インスリン

膵臓のβ細胞
（インスリンを分泌する細胞）

ピッチャーがマウンド上にいない状態です。1 型糖尿病では、膵臓のβ細胞が破壊されインスリンを分泌することができません。くわしい原因はあきらかではありませんが、免疫の異常が考えられています。治療はインスリン注射が必須です。

2型糖尿病で、インスリンの分泌が低下するタイプ

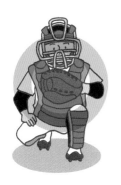

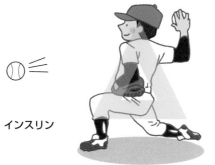

インスリン

インスリンの効くところ
（肝臓、筋肉、膵臓）

膵臓のβ細胞
（インスリンを分泌する細胞）

血糖値が上がっても、ピッチャーがボールを上手に投げられなくなるタイプです。薬を用いるとすれば、ピッチャーを叱咤激励するタイプの薬を選択します。ただし、ピッチャーが早く疲弊する可能性があります。

2型糖尿病で、インスリンの効きが悪い（インスリン抵抗性）タイプ

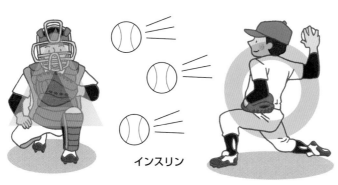

インスリン

インスリンの効くところ
（肝臓、筋肉、膵臓）

膵臓のβ細胞
（インスリンを分泌する細胞）

キャッチャーが下手でボールを上手にキャッチできない状態です。しかし、ピッチャーは元気で、ボールをどんどん投げられるためインスリン過剰となります。肥満の人が多いので、食事療法と運動療法が基本です。薬を用いるとすれば、キャッチャーの調子をよくするインスリン抵抗性改善薬を用います。

4　糖尿病にはどんな種類があるの？

糖尿病・内分泌・漢方内科 新神戸おかだクリニック 院長　岡田裕子
神戸大学大学院 医学研究科 糖尿病・内分泌内科学 教授　小川渉

糖尿病は成因により、大きく4つのタイプに分かれます

糖尿病の成因による分類

Ⅰ　1型糖尿病 （A：自己免疫性　B：特発性）	Ⅱ　2型糖尿病
ヒト白血球型抗原（human leukocyte antigen：HLA）などの遺伝因子をもつ人に、ウイルス感染などがきっかけとなり、自身の膵臓に対する自己免疫反応が起こり、膵β細胞が破壊されて発症する自己免疫性（大部分がこちら）と、原因不明の特発性とに分類されます。自分でインスリンを分泌する力がなくなってしまうため、インスリン治療が必要となります。 小児〜思春期に突然発症する場合が多いですが、中高年者でも1型糖尿病を発症することがあります。	インスリン分泌の低下やインスリン抵抗性（インスリンが効きにくい状態）をきたす遺伝要因に、食べすぎや運動不足などの環境要因が加わって発症します。 血縁者に糖尿病患者さんがいる人や、肥満の人は、発症のリスクが高くなります。
Ⅲ　そのほかの糖尿病 （特定の機序、疾患によるもの）	Ⅳ　妊娠糖尿病
インスリン分泌にかかわる単一の遺伝子異常によって起こる場合や、ほかの病気（膵臓や肝臓の病気、ホルモンの異常、感染症、遺伝的症候群など）によって起こる場合、薬剤により発症する場合などがあります。一見、糖尿病と関係ないような病気でも、糖尿病と深くかかわっている場合があります。	妊娠中にはじめて発見または発症した、糖尿病に至っていない糖代謝異常のことです。

※一人の患者さんが複数の成因をもつこともあります。

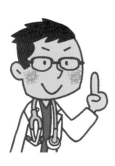

ただし、わが国の糖尿病患者さんの約95％は、2型糖尿病です。

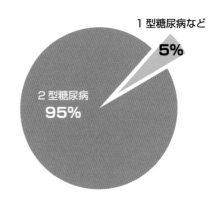

1型糖尿病など
5%

2型糖尿病
95%

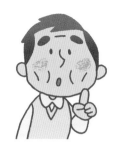

1型糖尿病は、2型糖尿病よりも重症ですか？

どのタイプの糖尿病が、より重症である
とか、より恐ろしいということはまった
くありません。きちんと血糖コントロー
ルを行えば、どのタイプの糖尿病であっ
ても、合併症が進行することはありませ
ん。

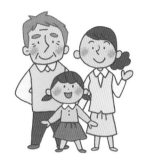

食べすぎの人が2型糖尿病になるのですか？

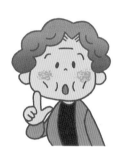

食べすぎや、運動不足でも、糖尿病にならない人もいます。
逆に、よく運動していて、バランスのとれた食事をとっていて
も、糖尿病になってしまう人もいます。2型糖尿病は、いろい
ろな要因が合わさって発症しますが、糖尿病になりやすい体質
（遺伝要因）が、発症にかかわっていることが多いです。

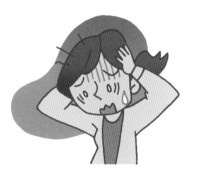

2型糖尿病になったのは、
私の行いが悪かったせい……？

違います！

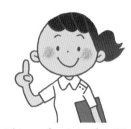

あなたの責任で2型糖尿病になったわけではありません。ただし、**食べすぎや運
動不足が、糖尿病の発症や、糖尿病を悪化させる大きな原因になる**ことは確かです。
そのため、生活習慣を改善することは、糖尿病治療のうえで、**もっとも重要な柱**と
なります。

5 インスリンとインクレチンって何？ ～糖尿病にまつわるホルモン～

徳島大学 先端酵素学研究所 糖尿病臨床・研究開発センター センター長／教授　松久宗英

血糖値を下げる唯一のホルモンがインスリンです

インスリンの標的臓器とその作用

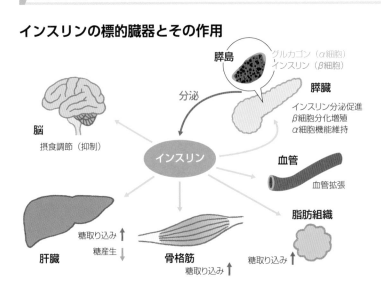

インスリンは、体内で血糖値を下げることができる唯一のホルモンです。膵臓にある膵島から分泌されます。食事により分泌されたインスリンは、肝臓と筋肉に作用して血糖値を低下させます。また、インスリンは血管を広げ、インスリンとブドウ糖をより全身の細胞に行きわたりやすくしたり、満腹を感じたり、また膵島自身を維持するためにも重要です。

糖尿病ではインスリンとインクレチンの効果が低下していきます

2型糖尿病における病態の進行とインスリン・インクレチン作用

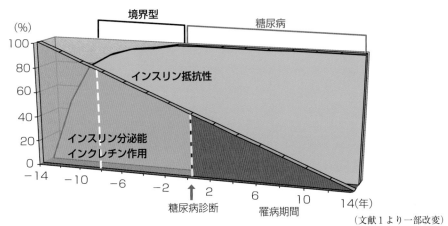

（文献1より一部改変）

インクレチンは膵島ホルモンの名指揮者です

全身に作用するインクレチン

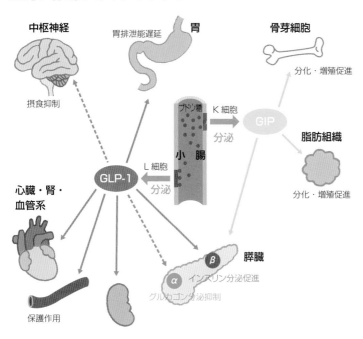

膵島からは、インスリン以外に血糖値を上げるホルモンのグルカゴンが分泌されます。これらの二つの膵島ホルモンのバランスが、血糖調節に重要です。そして、このバランスを調節するホルモンがインクレチンです。食事が胃から小腸に流れ込むと、ブドウ糖などの栄養素を感知してインクレチンが分泌されます。インクレチンには GIP と GLP-1 があります。いずれも膵島からのインスリン分泌を高め、さらに GLP-1 はグルカゴンの分泌を抑え、血糖値を低下させます。また、GLP-1 は脳に作用し摂取を抑制したり、胃にも作用し腎排泄を遅らせる作用もあります。治療薬である GLP-1 受容体作動薬は心・血管保護効果や腎保護効果も示されています。

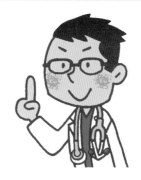

糖尿病は、インスリンの作用が低下する「インスリン抵抗性」と、インスリンの分泌が低下する「インスリン分泌不全」の状態です。また、インクレチンの作用低下があることも示されています。インクレチンのインスリン分泌促進作用は、血糖値が高いときにのみはたらくため、インクレチン作用を高める治療薬は、低血糖のリスクがなく安全に使用できます。

文献

1) Monnier, L. et al. An overview of the rationale for pharmacological strategies in type 2 diabetes: from the evidence to new perspectives. Diabetes Metab. 31 (2), 2005, 101-9.

6　糖尿病だと何が悪いの？

淡海医療センター 糖尿病内分泌内科 糖尿病センター長　関根理

滋賀医科大学 内科学講座 糖尿病内分泌・腎臓内科 教授　前川聡

糖尿病がひき起こす体への影響

高血糖による症状

のどの渇き、尿がたくさん出る、水分をたくさんとる、体がだるい、体重が減る。
（しかしながら、これらの症状が現れないことも多いです）

急性合併症

- 糖尿病ケトアシドーシス
- 高血糖高浸透圧症候群

（病状が悪化すると、昏睡に至ります）

慢性合併症

細小血管症

　網膜症
　腎症
　神経障害

大血管症

　狭心症・心筋梗塞
　脳梗塞
　下肢閉塞性動脈硬化症

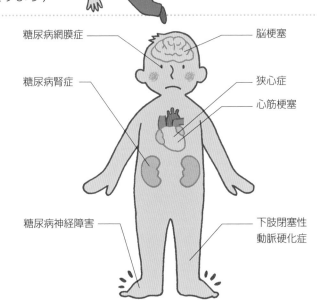

糖尿病網膜症　　脳梗塞
糖尿病腎症　　狭心症
　　　心筋梗塞
糖尿病神経障害　　下肢閉塞性動脈硬化症

ほかにも糖尿病の人は、糖尿病でない人よりも感染症や足・爪白癬、歯周病、がん、認知症、白内障、骨粗しょう症にかかりやすいといわれています。

糖尿病の治療を中断しないようにしましょう！

血糖コントロールの目標

目標	コントロール目標値 注4)		
	血糖正常化を 目指す際の目標 注1)	合併症予防 のための目標 注2)	治療強化が 困難な際の目標 注3)
HbA1c（%）	6.0 未満	**7.0 未満**	8.0 未満

治療目標は、年齢、罹病期間、臓器障害、低血糖の危険性、サポート体制などを考慮して個別に設定する。

注1）適切な食事療法や運動療法だけで達成可能な場合、または薬物療法中でも低血糖などの副作用はなく達成可能な場合の目標とする。
注2）合併症予防の観点からHbA1cの目標値を7%未満とする。対応する血糖値としては、空腹時血糖値130mg/dL未満、食後2時間血糖値180mg/dL未満をおおよその目安とする。
注3）低血糖などの副作用、その他の理由で治療の強化が難しい場合の目標とする。
注4）いずれも成人に対しての目標値であり、また妊娠例は除くものとする。

（日本糖尿病学会 編・著. 糖尿病治療ガイド 2020-2021. 東京, 文光堂, 2020, 33. より）

HbA1c **7.0%未満**が、合併症予防のための血糖コントロールの目標値です。
ただし、65歳以上の高齢者については、認知機能やADLなどを考慮して、それぞれ血糖コントロールの目標値が設定されています。

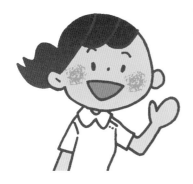

目標をもって、
あなたと大切な人のために
がんばりましょう！

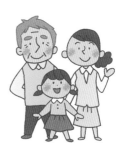

7 食後血糖値が高いと何が悪いの？

鹿児島大学大学院 医歯学総合研究科 糖尿病・内分泌内科学 助教　**有村愛子**
同 教授　**西尾善彦**

食後高血糖とは

健康な人の血糖変動

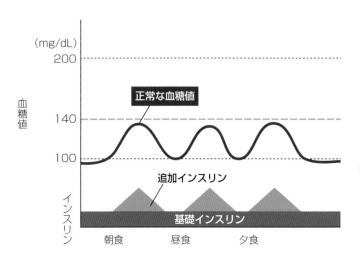

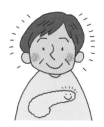

食事をとると血糖値は上昇します。健康な人では、食後の血糖値が 140mg/dL を超えないように「追加インスリン」が分泌されます。

インスリンの分泌が足りない人の血糖変動

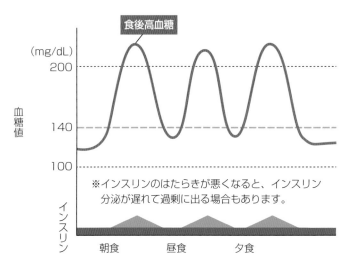

※インスリンのはたらきが悪くなると、インスリン分泌が遅れて過剰に出る場合もあります。

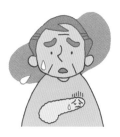

インスリンの分泌が足りないときや、インスリンのはたらきが悪いときは、食後の血糖値が 140mg/dL を超えてしまいます。これを「食後高血糖」といいます。

同じ HbA1c 7％でも、実際の血糖値の変化はこんなに違います

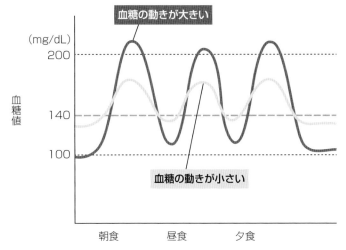

食後高血糖があると、血糖の変動が大きくなります。その結果、血管の壁が傷つけられ、炎症が起こり、動脈硬化が進行します。動脈硬化は、心筋梗塞や脳卒中などの発症リスクを高めることが知られています。

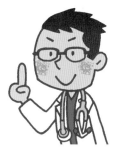

食後高血糖を調べる検査

血糖値
空腹時採血だけでは食後高血糖がわからないので、ときには食後の採血も必要です。
HbA1c
過去 1〜2 か月の血糖値の平均を表します。短時間の食後高血糖は反映されない傾向があります。
グリコアルブミン（GA）
2 週間の血糖の平均を表します。HbA1c より短期間の食後高血糖を反映します。
1,5AG
尿糖と一緒に排泄されるため、高血糖では数値が下がります。SGLT2 阻害薬内服中は評価できません。

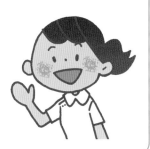

8 糖尿病は治るの？

大阪医科薬科大学 糖尿病代謝・内分泌内科 助教（准）　**重本翔**
同 非常勤講師　**堤千春**　同 講師　**寺前純吾**
堺市立総合医療センター 名誉院長　**花房俊昭**

糖尿病は「治す」病気ではなく、「コントロールする」病気

治療の主役は患者さん自身です。糖尿病を正しく理解し、治療を続けていくことが重要です。「痛みがない」「しんどくない」といった症状では、血糖値がよいのか判断はできません。通院を継続して、血糖値を良好にコントロールすることで、健康な人と同じ状態でいられます。

チーム医療

患者さん自身が糖尿病を正しく理解し、前向きに治療に取り組めるよう、医療スタッフがチーム医療で、全面的にサポートします。

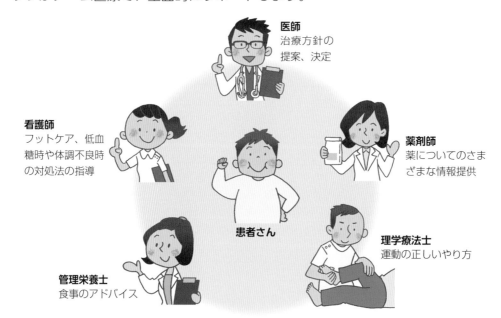

糖尿病について正しく理解し、治療を続けていきましょう。

治療の三本柱

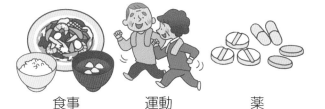

食事　　　　運動　　　　薬

血糖値が改善すれば、薬をやめることも可能です。

治療を継続しましょう

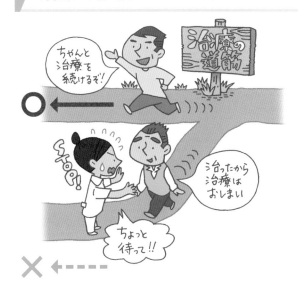

「忙しい」「体調がよい」「医療費が高い」「今通院しなくても大丈夫だと思う」といった理由で、治療を中断する患者さんがいます。しかし、通院が途切れると、血糖値が悪化し、合併症が進行する可能性があります。合併症の進行を抑えるため、**HbA1c 7% 未満**を維持しましょう。

糖尿病には遺伝要因もあります。家系に糖尿病患者さんがいる場合には、とくに注意しましょう。

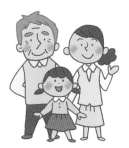

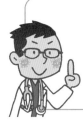

健康な人と変わらない生活の質、寿命を維持することが糖尿病治療の目標です。医療スタッフと力を合わせて治療を続けていきましょう。

9 「HbA1c」って何？

川崎医科大学 糖尿病・代謝・内分泌内科 教授　金藤秀明

> **HbA1c は、最近 1～2 か月間の
> 血糖コントロール状態の指標です！**

健常人の血管内

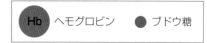

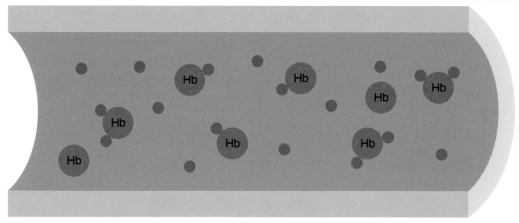

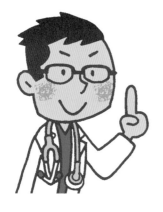

HbA1c とは、血液内にあるたんぱく質の一種であるヘモグロビンに、どれだけブドウ糖が結合しているかを示した数値です。ヘモグロビンの半減期が 120 日前後であることから、HbA1c を測定することによって、最近約 1～2 か月の血糖コントロール状態がわかります。

HbA1c は重要な糖尿病の指標なので、自分自身の値を把握しておきましょう！

糖尿病患者さんの血管内

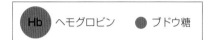

| | Hb ヘモグロビン | ● ブドウ糖 |

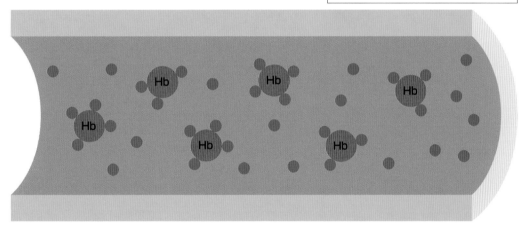

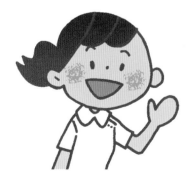

糖尿病患者さんにおいては、血中のブドウ糖濃度が上がります。そのため、健常人に比べてヘモグロビンに結合するブドウ糖も多くなります。食事療法、運動療法、薬物療法を適切に行い、血糖コントロールを改善させることが、HbA1c の異常値を改善させるためにもっとも重要です。

10 ミニミニ糖尿病検査事典

独立行政法人地域医療機能推進機構大阪病院 院長補佐／糖尿病・内分泌内科 診療部長　**馬屋原豊**

HbA1c

血液検査でわかります

1〜2か月の血糖コントロールがわかります。食事の影響を受けず値が安定しているため、血糖コントロールの指標としてもっとも大事な指標です。

目標値 合併症進展抑制を目指す場合
7.0%未満

糖化したヘモグロビンの割合が **HbA1c**

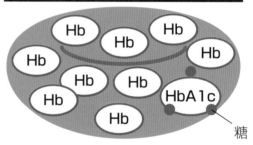

グリコアルブミン（GA）

血液検査でわかります

HbA1cよりも、動きが速く、約2週間の血糖コントロールがわかります。そのため、入院の効果や新規の薬の効果などを調べるのに適しています。

目標値 糖尿病患者さんの場合
20%未満

糖化したアルブミンの割合が **GA**

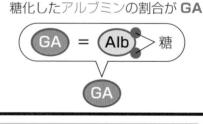

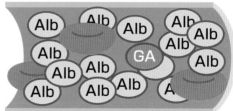

血糖値

血液検査でわかります

大事な値ですが、食前、食後など採血した状況によって値が大きく変わります。そのため、血糖コントロールの指標としてはよい指標ではありません。

目標値　食前血糖値 **120mg/dL 以下**
　　　　食後血糖値 **160〜180mg/dL 以下**

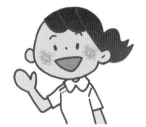

尿 糖

尿検査でわかります

血糖値が 180mg/dL 程度を越えると、尿糖が出ます。尿糖が陽性ということは、どこかで血糖値が 180mg/dL 以上だったことを示します。

目標値　つねに**陰性**であること

ケトン体

尿検査でわかります

インスリンが絶対的に欠乏すると、体内でケトン体が産生されます。

目標値　つねに**陰性**であること

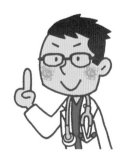

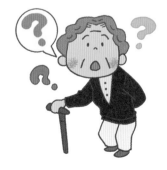

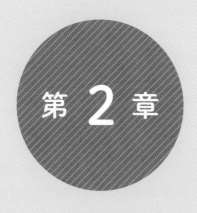

第 2 章

糖尿病の
リスク・合併症の
❓がわかる！

1 「糖尿病の合併症」って どんなもの?

大阪市立総合医療センター 糖尿病内科 副部長　**元山宏華**
大阪市立大学大学院 医学研究科 代謝内分泌病態内科学・腎臓病態内科学 教授　**繪本正憲**

糖尿病の急性合併症

血糖コントロールが不良の状態では、極端な高血糖により糖尿病性昏睡となったり、感染症を合併したりして糖尿病の急性合併症をひき起こすことがあります。糖尿病の急性合併症は、放置して重症化すると生命予後にかかわる重篤な病態です。

口渇・多飲　　　　　　**糖尿病性昏睡**

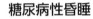
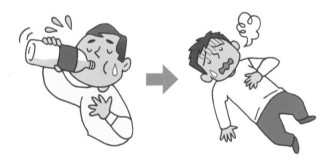

糖尿病を治療せずに悪化させてしまうと、口渇、多飲、多尿の症状がみられるようになり、さらに血糖値が上昇すると意識障害をきたして糖尿病性昏睡に至ってしまうことがあります。

感染症

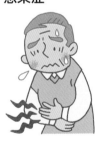
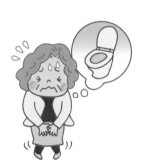

呼吸器感染症：気管支炎、肺炎、結核
腹腔内感染症：胆のう炎、腸炎
尿路感染症　：膀胱炎、腎盂腎炎
皮膚感染症　：足・爪白癬、蜂窩織炎
口腔内感染症：歯周病

高血糖は患者さんの免疫力を低下させ、さまざまな感染症が起きやすくなります。さらに細菌の養分となる糖分が多いため、細菌は増殖しやすく感染症はなかなか治りません。

糖尿病の慢性合併症

高血糖の状態が長期間にわたって続くと、血管が傷んで全身の臓器に慢性の合併症が出てきます。

細小血管症
全身の細い血管が傷んで出現します。網膜症、腎症、神経障害は三大合併症として知られています。

大血管症
太い血管が動脈硬化により詰まることによって出現する合併症です。

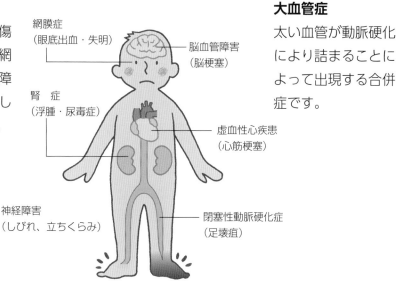

網膜症
（眼底出血・失明）

脳血管障害
（脳梗塞）

腎　症
（浮腫・尿毒症）

虚血性心疾患
（心筋梗塞）

神経障害
（しびれ、立ちくらみ）

閉塞性動脈硬化症
（足壊疽）

慢性合併症は、最初は無症状でも長い年月を経て徐々に出現してきます。合併症が出現すると元に戻すのはたいへん難しいです。できるだけ早期から合併症が進行するのを抑えましょう。

そのほかの慢性合併症
そのほかの慢性合併症として、近年では、糖尿病になると認知症やがんになりやすくなったり骨折しやすくなるといわれています。

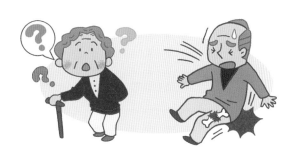

2 糖尿病神経障害「見える化」

和歌山大学 保健センター センター長　小河健一

糖尿病神経障害って何？

"糖尿病のほかに原因がない末梢神経障害" です。糖尿病患者さんに多くみられる疾患も含まれ、さまざまな神経障害の集合体と考えられます。糖尿病神経障害にはいろいろなタイプがあり、1 本または局所の神経が障害される「単神経障害」と、足先から症状が始まる「多発神経障害」と「自律神経障害」があります。

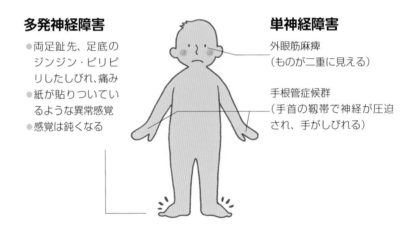

多発神経障害
- 両足趾先、足底のジンジン・ピリピリしたしびれ、痛み
- 紙が貼りついているような異常感覚
- 感覚は鈍くなる

単神経障害
外眼筋麻痺
（ものが二重に見える）

手根管症候群
（手首の靱帯で神経が圧迫され、手がしびれる）

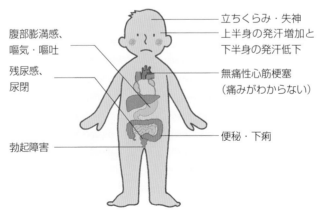

自律神経障害

腹部膨満感、嘔気・嘔吐

残尿感、尿閉

勃起障害

立ちくらみ・失神
上半身の発汗増加と下半身の発汗低下

無痛性心筋梗塞
（痛みがわからない）

便秘・下痢

糖尿病多発神経障害を放置するとどうなるの？

一般に「糖尿病神経障害」といわれるものは、糖尿病特有の"多発神経障害"で、自律神経障害も含まれます。

糖尿病多発神経障害の進行の仕方

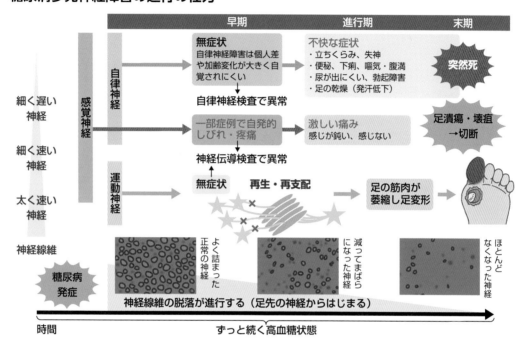

高血糖が長く続くと、神経の数が減少し、立ちくらみ、下痢、便秘などの自律神経症状、両足のしびれ、痛み、感覚が鈍くなり、足の形も変わってきます。最終的には心臓の調節異常による突然死が増えたり、足の潰瘍から足（足趾）の切断に至ることもあります。

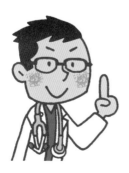

糖尿病神経障害を予防し、進展を抑制するには、良好な血糖コントロール状態を維持することと、早期発見のための検査（アキレス腱反射や自律神経検査）が必要です。

3 糖尿病網膜症「見える化」

かくらい眼科 院長　**家久未啓吾**
互恵会大阪回生病院 眼科 顧問／大阪医科薬科大学 名誉教授　**池田恒彦**

正常眼底

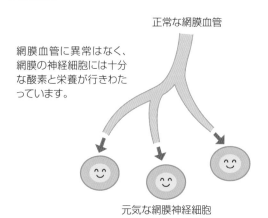

正常な網膜血管

網膜血管に異常はなく、網膜の神経細胞には十分な酸素と栄養が行きわたっています。

元気な網膜神経細胞

網膜にはたくさんの神経細胞が存在し、網膜血管によって栄養されています。正常な網膜血管は十分な酸素と栄養を網膜の神経細胞に運んでいます。

単純網膜症

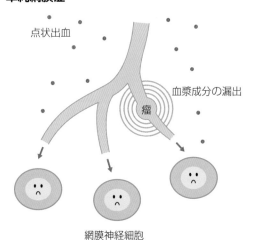

点状出血

血漿成分の漏出

瘤

網膜神経細胞

細い血管の壁が侵され瘤ができたり、血管内の成分が周囲に漏れ出て出血や硬性白斑が発生します。血管は閉塞することなく流れており、網膜の細胞には酸素も栄養も届いています。この段階での治療は、血糖値をコントロールすることです。定期診察をしながら眼底の状態を監視します。

増殖前網膜症

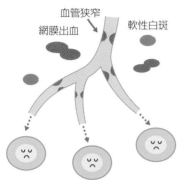

血管狭窄
網膜出血
軟性白斑

虚血で苦しむ網膜の神経細胞

網膜の細小血管が狭窄し、神経細胞には十分な酸素と栄養が流れておらず、細胞が虚血状態です。軟性白斑や網膜内細小血管異常（網膜血管の奇形）が認められるようになります。レーザー治療（網膜光凝固術）を行います。次の増殖網膜症に移行することを防ぐのが目的です。

増殖網膜症

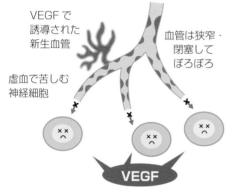

VEGF で誘導された新生血管
血管は狭窄・閉塞してぼろぼろ
虚血で苦しむ神経細胞

VEGF

大量に分泌された VEGF

網膜の毛細血管が閉塞した状態が持続すると、酸欠と栄養不足に苦しむ神経細胞は VEGF（血管内皮増殖因子）を大量に分泌します。その結果、網膜のあちこちで新生血管が無秩序に生えてきます。新生血管は脆いので、容易に破綻して硝子体出血をひき起こし、増殖膜という膜を形成して、牽引性網膜剥離を起こし末期には血管新生緑内障をひき起こします。視力は高度に障害され、硝子体手術が必要になります。

増殖網膜症の合併症

隅角の新生血管

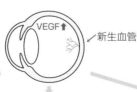

VEGF↑
新生血管

牽引性網膜剥離

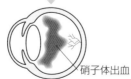

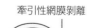

VEGFがさらに増加すると、新生血管が隅角に生えてきて血管新生緑内障を起こします。これは失明の危機です。

新生血管が破綻して硝子体出血を起こします。

新生血管から増殖膜が形成され、これが網膜を引っ張り牽引性網膜剥離を起こします。

4 糖尿病患者さんの白内障と緑内障

かくらい眼科 院長　**家久来啓吾**
互恵会大阪回生病院 眼科 顧問／大阪医科薬科大学 名誉教授　**池田恒彦**

糖尿病になると高血糖が持続し、眼にさまざまな症状を起こします。三大合併症の一つである糖尿病網膜症以外で代表的なものは、白内障と緑内障です。糖尿病によってひき起こされたものは、糖尿病性白内障、血管新生緑内障といいます。

糖尿病性白内障

白内障とは、眼の中でピントを合わせるために機能しているレンズの「水晶体」が濁ってしまう病気です。高血糖の持続によって水晶体が濁る病態を「糖尿病性白内障」といいます。一般に、白内障は加齢によって生じることが多いですが、糖尿病から生じる白内障は若い人にも起こりえます。

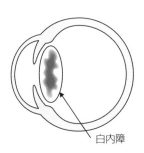

白内障

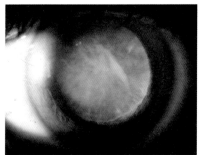

水晶体は白内障によって白く混濁している

ある程度進行した白内障であれば白内障手術が必要となります。ただし、糖尿病で血糖のコントロールが悪い場合は、術後の創傷治癒が遅れたり、術後感染のリスクが増えたり、糖尿病網膜症が誘発、増悪することがあるため、手術前に血糖をコントロールすることが重要です。やはり糖尿病は、つねに血糖をコントロールすることが重要なのです。

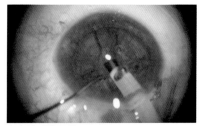

白内障手術風景

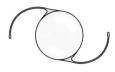

眼内レンズ
水晶体摘出後に
嚢内へ挿入します。

血管新生緑内障

緑内障とは

隅角（ここに線維柱帯がある）が新生血管によって閉塞している。このため房水が排出できない。

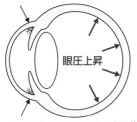

眼圧上昇

毛様体（房水の湧き出る場所）

眼の中には房水という透明な水が絶えず循環して組織を栄養しています。房水は毛様体という場所で産生され、隅角という場所にある線維柱帯という排水溝から排出されています。もし、線維柱帯が閉塞して房水が排出できなくなってしまうと、房水は逃げ場がなくなり眼球の内部に蓄積して眼の圧力（眼圧）が増加してしまいます。高眼圧が持続すると神経が侵され、視野が欠けていってしまいます。これが緑内障です。

糖尿病による緑内障（血管新生緑内障）

糖尿病網膜症が進行した患者さんの眼の中は、VEGF というたんぱく質であふれ、それにより誘導された新生血管が眼内の至るところに無秩序に生えています。新生血管が隅角にも生えてきて、線維柱帯を塞いでしまったことで生じる緑内障が、血管新生緑内障です。つまり、糖尿病網膜症が高度に進行した状態で併発する緑内障の一種なのです。

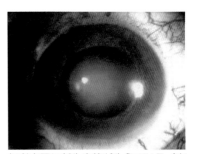

虹彩表面に新生血管が生えている（赤い糸状に見える）

治療法は？

まずは急いでレーザー治療を行います。最近は VEGF のはたらきを阻害する、抗VEGF 薬という中和抗体を眼内に注射する治療もよく行われます。レーザー治療や抗 VEGF 薬の注射は、眼内の新生血管の減少が期待できる治療です。同時に、眼圧を下げるために緑内障の目薬や内服薬を投薬しますが、眼圧が下がらないことも多く、緑内障手術を行うこともあります。緑内障手術は、房水の逃げ道を別に作るという方法をとります。しかし、血管新生緑内障では手術が奏功しないことも多く、難治な病態なのです。大事なことは、血管新生緑内障になるまで糖尿病網膜症を悪化させないことです。定期的に眼科で眼底検査を受け、糖尿病網膜症があるときは、進行具合に応じて適切な治療を受けることが大切です。

5 糖尿病腎症「見える化」

福岡大学 医学部 内分泌・糖尿病内科学 教授　川浪大治
東京慈恵会医科大学 総合健診・予防医学センター センター長　宇都宮一典

糖尿病性腎症病期分類 2014 注1 （文献 1 より）

病　期	尿アルブミン値（mg/gCr）あるいは尿蛋白値（g/gCr）	GFR（eGFR）（mL/min/1.73m²）
第 1 期（腎症前期）	正常アルブミン尿（30 未満）	30 以上 注2
第 2 期（早期腎症期）	微量アルブミン尿（30～299）注3	30 以上
第 3 期（顕性腎症期）	顕性アルブミン尿（300 以上）あるいは持続性蛋白尿（0.5 以上）	30 以上 注4
第 4 期（腎不全期）	問わない 注5	30 未満
第 5 期（透析療法期）	透析療法中	

注 1： 糖尿病性腎症は必ずしも第 1 期から順次第 5 期まで進行するものではない。本分類は、厚労省研究班の成績に基づき予後（腎、心血管、総死亡）を勘案した分類である（URL：http://mhlw-grants.niph.go.jp/、Wada T, Haneda M, Furuichi K, Babazono T, Yokoyama H, Iseki K, Araki SI, Ninomiya T, Hara S, Suzuki Y, Iwano M, Kusano E, Moriya T, Satoh H, Nakamura H, Shimizu M, Toyama T, Hara A, Makino H. The Research Group of Diabetic Nephropathy, Ministry of Health, Labour, and Welfare of Japan. Clinical impact of albuminuria and glomerular filtration rate on renal and cardiovascular events, and all-cause mortality in Japanese patients with type 2 diabetes. Clin Exp Nephrol. 2013 Oct 17. [Epub ahead of print]）

注 2： GFR 60mL/min/1.73m² 未満の症例は CKD に該当し、糖尿病性腎症以外の原因が存在しうるため、ほかの腎臓病との鑑別診断が必要である。

注 3： 微量アルブミン尿を認めた症例では、糖尿病性腎症早期診断基準に従って鑑別診断を行ったうえで、早期腎症と診断する。

注 4： 顕性アルブミン尿の症例では、GFR 60mL/min/1.73m² 未満から GFR の低下に伴い腎イベント（eGFR の半減、透析導入）が増加するため注意が必要である。

注 5： GFR 30mL/min/1.73m² 未満の症例は、尿アルブミン値あるいは尿蛋白値にかかわらず、腎不全期に分類される。しかし、とくに正常アルブミン尿・微量アルブミン尿の場合は、糖尿病性腎症以外の腎臓病との鑑別診断が必要である。

【重要な注意事項】本表は糖尿病性腎症の病期分類であり、薬剤使用の目安を示した表ではない。糖尿病治療薬を含む薬剤とくに腎排泄性薬剤の使用にあたっては、GFR などを勘案し、各薬剤の添付文書に従った使用が必要である。

糖尿病腎症とは

糖尿病のコントロールが悪い状態が長期間続くと、腎臓が障害されます。腎臓では糸球体が濾過機能を担っていますが、ここが障害されると蛋白尿が出てきます。

はじめに、サイズの小さなアルブミンが尿の中に漏れ始めます。このため、尿中のアルブミンを測定して早期糖尿病腎症の有無を診断します。進行すると、よりサイズの大きな蛋白が尿中へ漏れ出します。糸球体の破壊がさらに進むと尿を作ることができなくなり、体の老廃物が体内に蓄積します。このような状態を腎不全といいます。この結果、透析を行う必要が生じる場合があります。

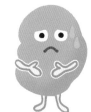

[付表] 糖尿病性腎症病期分類 2014 と CKD 重症度分類との関係（文献1より）

アルブミン尿区分		A1	A2	A3
尿アルブミン定量 尿アルブミン /Cr 比 (mg/gCr) （尿蛋白定量） （尿蛋白 /Cr 比） (g/gCr)		正常 アルブミン尿 30 未満	微量 アルブミン尿 30～299	顕性 アルブミン尿 300 以上 （もしくは 高度蛋白尿） (0.50 以上)
GFR 区分 (mL/min/ 1.73m²)	≧ 90 60～89 45～59 30～44	第 1 期 （腎症前期）	第 2 期 （早期腎症期）	第 3 期 （顕性腎症期）
	15～29 < 15		第 4 期 （腎不全期）	
			第 5 期 （透析療法期）	
	（透析療法中）			

(2013 年 12 月 糖尿病性腎症合同委員会)

糖尿病腎症の病期分類

糖尿病腎症の病期は第 1 期から第 5 期に分類されます。アルブミン尿（蛋白尿）と推定糸球体濾過量（eGFR）の 2 つの指標を組み合わせて病期を決めます。eGFR とは腎臓の血流量を示すものです。これが 30mL/min/1.73m² を下回ると腎不全と定義します[1]。

糖尿病腎症は治らないのでしょうか？

きちんと糖尿病をコントロールしていれば、腎症の発症を防ぐことができます。また、腎症を発症してからでも、適切に治療を行うことによって蛋白尿を減らしたり、なくしたりすることができます。

治療

発症の予防、進行の抑制には血糖コントロールが重要です。しかし、それだけではなく、血圧や脂質をしっかりコントロールすることが大切です。必要に応じて食塩制限やたんぱく質制限などの食事療法を取り入れます。

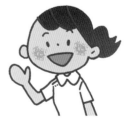

文献

1) 糖尿病性腎症合同委員会. 糖尿病性腎症病期分類 2014 の策定（糖尿病腎症病期分類改訂）について. 日本腎臓学会誌. 56 (5), 2014, 547-52.

6 透析になったら何がどうなる？ ～生活・症状～

島根大学 医学部 内科学講座内科学第一 教授　金﨑啓造

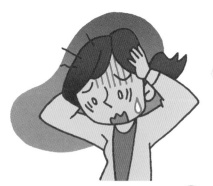

吐き気や嘔吐
血圧が上がり息苦しい
めまいがする
イライラする
体がだるく、集中できない
浮腫がある

 図1 慢性腎不全の症状

本来、腎臓がなすべき体液量の調節と尿毒素の排泄が適切に行われなくなり、慢性腎不全の症状が出現します。

残された腎臓のはたらき					
GFR (eGFR) (mL/min/1.73m²)	90 以上	60〜89	30〜59	15〜29	15 未満
症　状	ほとんどなし	ほとんどなし	夜間多尿、浮腫がある	浮腫がある、体がだるい、動　悸	浮腫がある、体がだるい、食欲がない、吐き気がする、息切れがする

図2 慢性腎臓病の進行と症状（文献1を参考に筆者作成）

通常、推算 GFR（eGFR）が 30mL/min/1.73m² 程度まではほとんど自覚症状はありませんが、それ以下になるとむくみや体のだるさが顕著になる場合があります。実際、緩徐に腎機能低下が進行した場合には、eGFR が 15mL/min/1.73m² 以下になっても、自覚症状がはっきりしない場合もあります。

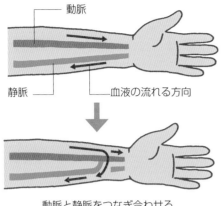

動脈

静脈 — 血液の流れる方向

動脈と静脈をつなぎ合わせる

図3 内シャントの仕組み

血液透析を実施するのに十分な血液を運ぶためには、通常の静脈からの採血のような血流量では不十分です。そのため、手首や肘部の動脈を静脈に縫合し、動脈血を静脈に流す手術を行います（内シャント手術が一般的です）。この内シャントは、毎透析時に用いるために非常に重要であり、感染の予防や腕枕をして狭窄させてしまうなどのアクシデントには十分気をつける必要があります。

血液透析を実際に行う際は、ベッドに横になり、内シャントなどから血液をベッドサイドに置いた透析機器に送ります。食事などの際は、血圧などが安定していれば、ベッドの上に座って食べてもらいます。

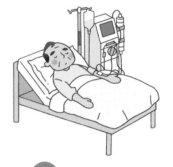

図4 血液透析の様子

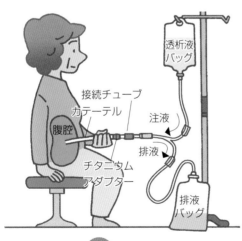

透析液
バッグ

接続チューブ
カテーテル
腹腔
注液
排液
チタニウム
アダプター

排液
バッグ

図5 腹膜透析

腹膜透析は、在宅で行う透析療法で、通院は通常月に1〜2回程度です。体の中の「腹膜」を利用して透析を行います。糖尿病では腹膜透析液中のブドウ糖が問題になる場合があり、積極的には行われないかもしれませんが、不可能ではありません。心血管系への負担が軽くなり、24時間継続して老廃物の除去ができるなどの利点があるのと同時に、腹膜炎の危険性や老廃物除去不足、腹膜機能障害が生じることもあります。

文献

1) 日本腎臓学会編. CKD 診療ガイド 2012. 東京, 東京医学社, 2012, 160p.

第2章 糖尿病のリスク・合併症の？（ハテナ）がわかる！

7 糖尿病透析予防指導管理料に使える、透析予防指導シート

大阪市立大学大学院 医学研究科 腎臓病態内科学 准教授　**森克仁**

糖尿病性腎症病期分類と透析予防指導

早期腎症期（第 2 期）～腎不全期（第 4 期）
の人が対象です。

数値も覚えましょう！

自分は何期でしょうか？			尿アルブミン値 (mg/gCr) あるいは 尿蛋白値 （g/gCr）	eGFR (mL/min/1.73m^2)
第 1 期		腎症前期	30 未満	30 以上
第 2 期		早期腎症期	30～299	30 以上
第 3 期		顕性腎症期	300 以上 あるいは 0.5 以上	30 以上
第 4 期		腎不全期	問わない	30 未満
第 5 期		透析療法期		

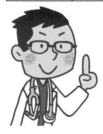

病期に合わせた血糖・血圧・脂質の治療に加え、
生活習慣改善・食事療法の徹底が重要です！

透析予防診療チームによる診療

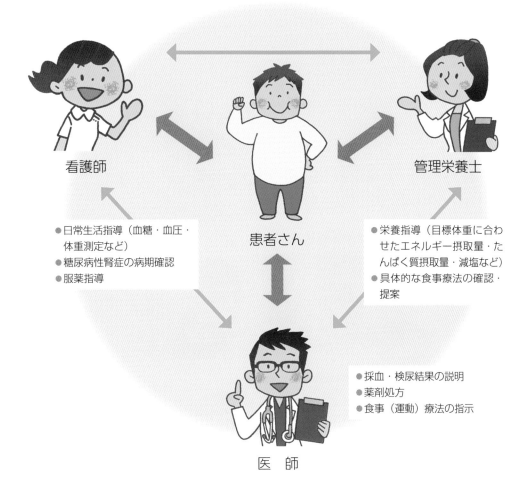

看護師
- 日常生活指導（血糖・血圧・体重測定など）
- 糖尿病性腎症の病期確認
- 服薬指導

患者さん

管理栄養士
- 栄養指導（目標体重に合わせたエネルギー摂取量・たんぱく質摂取量・減塩など）
- 具体的な食事療法の確認・提案

医　師
- 採血・検尿結果の説明
- 薬剤処方
- 食事（運動）療法の指示

診療チームが包括的に患者さんをサポートします！
透析を予防するためにも、一緒に治療していきましょう。

8 糖尿病は別名「血管障害病」 脳卒中・冠動脈疾患・末梢動脈疾患

兵庫医科大学 糖尿病内分泌・免疫内科学 主任教授　小山英則

糖尿病は全身の血管病

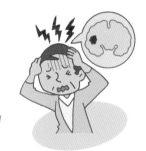

脳梗塞

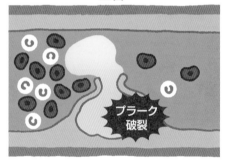

血管

太い血管が狭くなったり、詰まったりする。

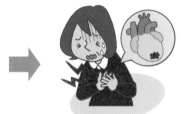

狭心症、
心筋梗塞

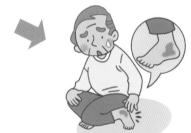

末梢動脈疾患

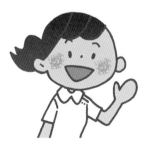

糖尿病が悪化し、動脈硬化が進展すると、全身の動脈血管に影響を与える可能性があります。

動脈硬化の因子

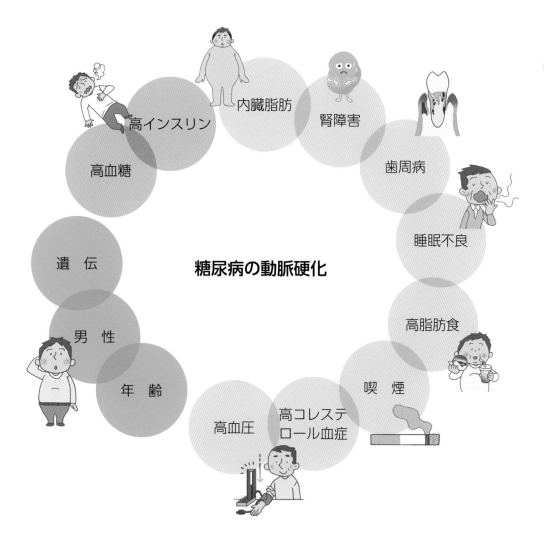

糖尿病の動脈硬化

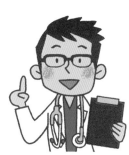

糖尿病の動脈硬化に関与する因子は多岐にわたります。しかし、遺伝、性別、年齢以外の因子はコントロール可能です。

9 糖尿病患者さんこそフットケアを！

佐賀大学医学部附属病院 糖尿病看護認定看護師／慢性疾患看護専門看護師　**藤井純子**

糖尿病で高血糖が続くと……足には何が起こるでしょう？

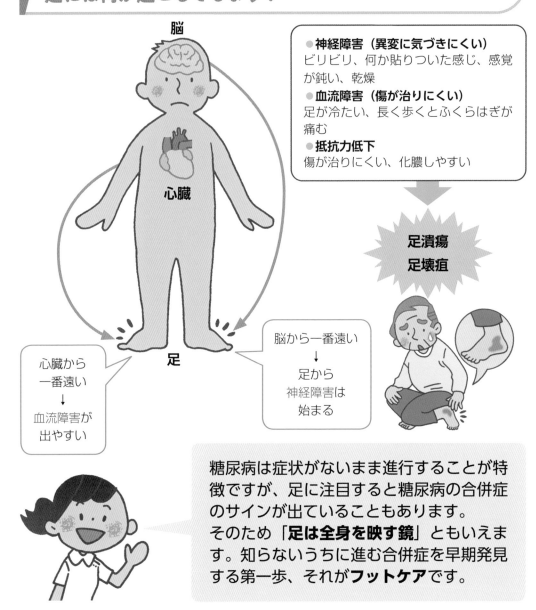

脳

心臓

足

- ●**神経障害（異変に気づきにくい）**
ビリビリ、何か貼りついた感じ、感覚が鈍い、乾燥
- ●**血流障害（傷が治りにくい）**
足が冷たい、長く歩くとふくらはぎが痛む
- ●**抵抗力低下**
傷が治りにくい、化膿しやすい

足潰瘍
足壊疽

心臓から
一番遠い
↓
血流障害が
出やすい

脳から一番遠い
↓
足から
神経障害は
始まる

糖尿病は症状がないまま進行することが特徴ですが、足に注目すると糖尿病の合併症のサインが出ていることもあります。
そのため「**足は全身を映す鏡**」ともいえます。知らないうちに進む合併症を早期発見する第一歩、それが**フットケア**です。

あなたの足を守るために始めよう！

足をよく観察しよう！

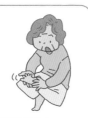

- 見て、触ってみましょう。
  - ・皮膚の色や温度
  - ・乾燥やひび割れ
  - ・傷や水ぶくれ
  - ・ゆびのあいだのジクジク
  - ・爪の形
- 鏡やデジタルカメラも、観察に便利です。

わが子のようにやさしく足を洗おう！

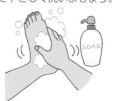

- 石鹸の泡でやさしく洗いましょう。

足がイキイキよみがえる！ 保湿ケア

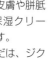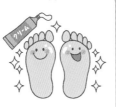

- 踵、足の甲、脛、くるぶし、固い皮膚や胼胝（たこ）に保湿クリームを塗ります。
- ゆびのあいだは、ジクジクしやすいので避けます。

足を守る強力な味方！ 靴下を履こう

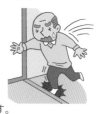

- 気をつけていても、異物を踏んだり、つまずくことがあります。裸足より靴下を履いていたほうが、傷も小さく、細菌の侵入を防げます。また、靴擦れの予防にもなります。

思っているより熱いかも？ やけどに注意！

- カイロやあんかを直接足に当てたり、暖房器具を至近距離で使用することは止めましょう。
- こたつでの居眠りなども危険です。
- あんかは足から離すか、寝る直前に電源を切りましょう。

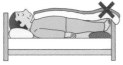

適度な長さと形が決め手！ 爪切り

- 足趾の先端を保護する程度の長さで、まっすぐ切りましょう。
- 自分で爪を切ることが難しいときは、無理せず頼みましょう。

足に合った靴を選ぼう！

- 靴選びは夕方が望ましいです。新しい靴はすこしずつ慣らしていきましょう。

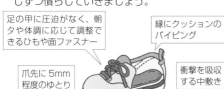

足の甲に圧迫がなく、朝夕や体調に応じて調整できるひもや面ファスナー

縁にクッションのパイピング

爪先に5mm程度のゆとり

衝撃を吸収する中敷き

足趾の付け根で折れる、当たる部分に縫い目がない

滑らないゴム底や高すぎないヒール

足に傷ができたらすぐに洗って、相談を！

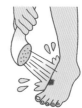

- 傷を発見したら、傷の周囲も含め広めによく洗い流します。そして、清潔なガーゼなどでやさしく覆います。水ぶくれは破かないようにして受診します。
- 胼胝（たこ）や鶏眼（うおのめ）の自己処置は、糖尿病をもつ人には危険です！ 皮膚科や外科、糖尿病内科に相談しましょう。

10 脂肪の何が悪いの？

大阪大学大学院 医学系研究科 内分泌・代謝内科学 教授　下村伊一郎

脂肪と肥満の関係

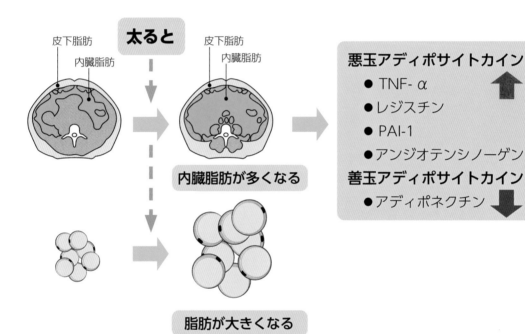

太ると

皮下脂肪
内臓脂肪

皮下脂肪
内臓脂肪

内臓脂肪が多くなる

脂肪が大きくなる

悪玉アディポサイトカイン
- TNF-α
- レジスチン
- PAI-1
- アンジオテンシノーゲン

善玉アディポサイトカイン
- アディポネクチン

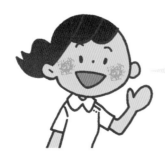

過栄養や運動不足による余剰エネルギーは、中性脂肪となり脂肪組織に蓄えられます。すると、肥満、内臓脂肪の蓄積状態となります。内臓脂肪が増加すると、悪玉アディポサイトカインが増加し、善玉アディポサイトカインが減少します。

脂肪が体に及ぼす影響

悪玉アディポサイトカイン

善玉アディポサイトカイン

- ●糖尿病の発症・糖尿病の悪化
- ●脂質異常症
- ●血栓性疾患の増加
- ●高血圧

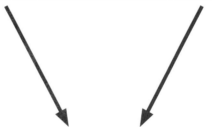

動脈硬化の進展

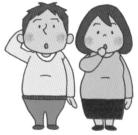

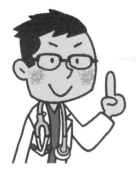

悪玉アディポサイトカインが増加し、善玉アディポサイトカインが減少すると、「糖尿病の発症・悪化」「脂質異常症」「高血圧」といった悪影響を及ぼします。また、これらが重複すると、動脈硬化を進展させます。その結果、命にかかわる冠動脈疾患や脳血管疾患などの血管イベントの発症リスクが著しく増大します。

11　メタボと糖尿病って同じもの？

市立伊丹病院 糖尿病・内分泌・代謝内科 診療部長／糖尿病センター センター長　濵口朋也
同 糖尿病・内分泌・代謝内科 科部長　貞廣克彦

「メタボ」の診断基準と糖尿病の診断基準

メタボリックシンドロームと糖尿病には、それぞれ異なる診断基準があります。

わが国におけるメタボリックシンドローム診断基準

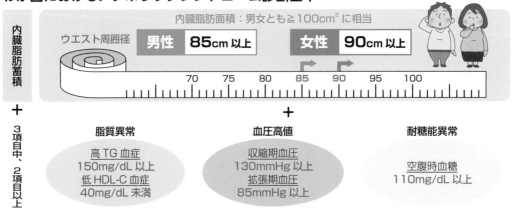

内臓脂肪面積：男女とも≧100cm² に相当

ウエスト周囲径
男性 **85cm 以上**　　女性 **90cm 以上**

内臓脂肪蓄積 ＋ 3項目中、2項目以上

脂質異常	血圧高値	耐糖能異常
高 TG 血症 150mg/dL 以上 低 HDL-C 血症 40mg/dL 未満	収縮期血圧 130mmHg 以上 拡張期血圧 85mmHg 以上	空腹時血糖 110mg/dL 以上

※ CT スキャンなどで内臓脂肪量測定を行うことが望ましい。
※高 TG 血症、低 HDL-C 血症、高血圧、糖尿病に対する薬剤治療を受けている場合は、それぞれの項目に含める。

（文献 1 より）

糖尿病の臨床診断のフローチャート

糖尿病型とは、
- 空腹時血糖値≧126mg/dL、75g 経口ブドウ糖負荷試験（OGTT）2 時間値≧ 200mg/dL、随時血糖値≧ 200mg/dL のいずれか
- HbA1c ≧ 6.5%

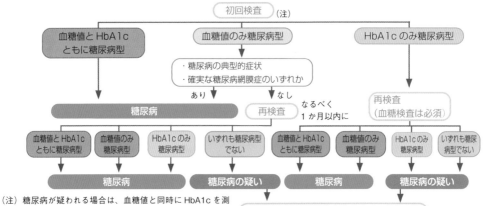

（注）糖尿病が疑われる場合は、血糖値と同時に HbA1c を測定する。同日に血糖値と HbA1c が糖尿病型を示した場合には、初回検査だけで糖尿病と診断する。

（日本糖尿病学会 編・著．"診断". 糖尿病治療ガイド 2020-2021．東京，文光堂，2020，26-7．より引用改変）

メタボの人は約2倍、糖尿病になりやすい

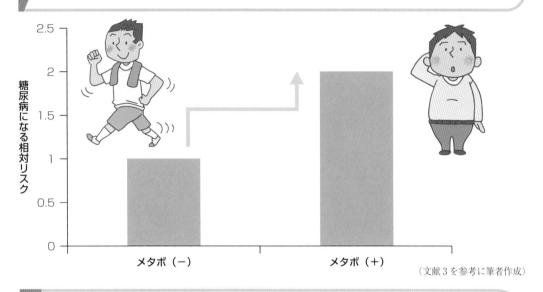

糖尿病になる相対リスク

メタボ（−）　　　　　　メタボ（＋）

（文献3を参考に筆者作成）

メタボと糖尿病は慢性腎臓病（CKD）や心血管疾患に共通したリスク因子

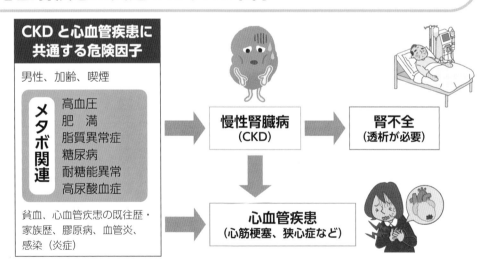

CKDと心血管疾患に共通する危険因子

男性、加齢、喫煙

メタボ関連
高血圧
肥満
脂質異常症
糖尿病
耐糖能異常
高尿酸血症

貧血、心血管疾患の既往歴・家族歴、膠原病、血管炎、感染（炎症）

慢性腎臓病（CKD）　→　腎不全（透析が必要）

心血管疾患（心筋梗塞、狭心症など）

文献

1) メタボリックシンドローム診断基準検討委員会. メタボリックシンドロームの定義と診断基準. 日本内科学会雑誌. 94（4）, 2005, 794-809.

2) 日本糖尿病学会 編・著. "診断". 糖尿病治療ガイド 2020-2021. 東京, 文光堂, 2020, 26-7.

3) Ohnishi, H. et al. Incidence of type 2 diabetes in individuals with central obesity in a rural Japanese population: The Tanno and Sobetsu study. Diabetes. Care. 29（5）, 2006, 1128-9.

12 歯周病も糖尿病の合併症なの？

東京医科歯科大学大学院 医歯学総合研究科 歯周病学分野 助教　**水谷幸嗣**
東京医科歯科大学 名誉教授　**和泉雄一**

歯周病とは

歯周病とは、プラーク（歯垢）が原因で歯肉が腫れ、歯を支える骨が溶ける病気です。

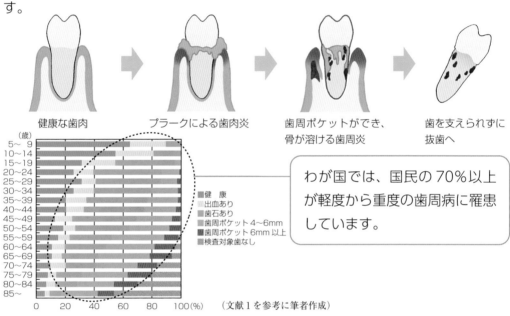

健康な歯肉　　プラークによる歯肉炎　　歯周ポケットができ、骨が溶ける歯周炎　　歯を支えられずに抜歯へ

■ 健　康
□ 出血あり
■ 歯石あり
■ 歯周ポケット 4〜6mm
■ 歯周ポケット 6mm 以上
■ 検査対象歯なし

わが国では、国民の 70％以上が軽度から重度の歯周病に罹患しています。

（文献 1 を参考に筆者作成）

歯周病と糖尿病の双方向の関係性

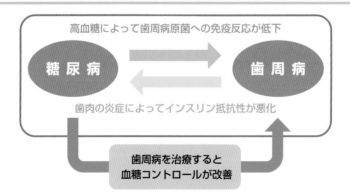

高血糖によって歯周病原菌への免疫反応が低下

糖尿病　→　歯周病

歯肉の炎症によってインスリン抵抗性が悪化

歯周病を治療すると血糖コントロールが改善

歯周治療

歯周治療は、「セルフコントロール」と「プロフェッショナルケア」の2つのプラークコントロールが主体となります。そして、治療後の口腔内環境を保つための定期的なメインテナンスが重要です。

自宅でのセルフコントロール

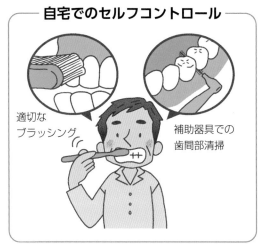

適切なブラッシング

補助器具での歯間部清掃

歯科医院でのプロフェッショナルケア

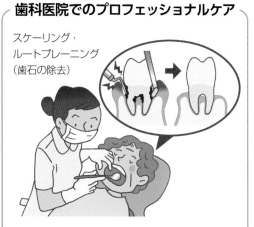

スケーリング・ルートプレーニング（歯石の除去）

HbA1c が低下

しっかりとした歯周治療により歯肉の炎症がなくなると、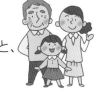インスリン抵抗性が改善します。

↓

HbA1c が **0.3％程度低下**するという報告があります[2]。

文献

1) 厚生労働省. 平成28年歯科疾患実態調査. (https://www.mhlw.go.jp/toukei/list/62-28.html).
2) Simpson, TC. et al. Treatment of periodontal disease for glycaemic control in people with diabetes mellitus. Cochrane. Database. Syst. Rev. 11 (6), 2015, (CD004714).

13 「サルコペニア」って何？

NPO 法人香川糖尿病支援まんでがん 理事長／キナシ大林病院 糖尿病センター センター長　**石田俊彦**

サルコペニアという病気

私たちの筋肉量は 40 歳ごろから徐々に減少し、筋力の低下と身体機能低下がひき起こされます。この現象を「サルコペニア（加齢性筋肉減少症）」と呼びます。筋力の低下は、握力や歩行速度で確認できます（図 1）。

表 加齢に伴う身体活動の変化

サルコペニア	筋肉量や筋力が低下した状態であるが、身体活動の低下の前段で、ときにサルコペニア肥満になるおそれがある。
ロコモティブ症候群	日常生活に必要な運動機能が低下し、介護が必要になるリスクが高まった状態。
フレイル	上記の 2 つに似た概念だが、身体面のみならず精神面・社会面での脆弱性をも含む状態。

高齢者（各国で定義している 60 歳または 65 歳以上）

↓

| 握力と歩行速度の測定 | 握力：男性 26kg・女性 18kg 以上
歩行速度：0.8m/ 秒以上 |

| 握力と歩行速度　正常 | 握力もしくは歩行速度　低下 |

筋量測定（指輪っか試験）

| 正常 | 低下 |

| サルコペニアなし | サルコペニアなし | サルコペニア |

図1 サルコペニアの診断基準と対象者

サルコペニアにより、身体的活動量が低下して転倒するなど介護への道に進んでいきます。高齢者では、活動量の低下が食欲を低下させ、栄養不足で筋肉量がますます減少するという悪循環に陥ります（図 2）。

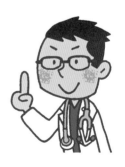

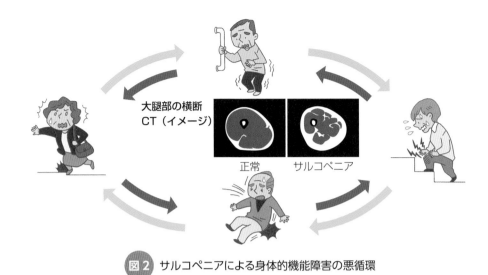

大腿部の横断
CT（イメージ）

正常　　　　サルコペニア

図2　サルコペニアによる身体的機能障害の悪循環

サルコペニアの予防と対策

加齢：活動性低下、　　　　　　　　　心機能：慢性心不全、
筋肉量減少　　　　　　　　　　　　　　　　長期の安静

関節の異常、　　骨の異常、　　　　筋肉の異常、
関節症　　　　　骨粗しょう症、　　サルコペニア
　　　　　　　　骨折

関節痛や筋力低下でバランス機能低下

移動能力低下、歩行障害

生活機能の低下で、要介護から寝たきりに

予防と対策（座ったままでも行える運動）

1日8,000歩の歩行、スクワット（半分）、下肢挙上運動、ステップ運動

図3　サルコペニアの原因・誘因とその対策

自宅でできる運動を紹介します。①いすに座ったまま下肢を交互に挙げる運動、②いすに座ったまま足踏みをくり返すステップ運動、③いすの背もたれに手をかけて行うハーフスクワット運動、④1日8,000歩のウォーキング（目標は、まず現在の歩数の10%増から開始しましょう）。

サルコペニアを知って備えると健康寿命が延びる

健康寿命を延ばす方法は、筋力の衰えを自分で診断し、早期に危険度を知って、筋トレを通じて改善し、1日8,000歩以上のウォーキングを行うことです。さらに重要なことは、高齢になると肉や魚などの動物性たんぱく質が少なくなる傾向になるため、肉・魚・乳製品・野菜などをバランスよく適量摂取することです。

14 糖尿病になると骨も悪くなるの？

大阪市立大学大学院 医学研究科 膠原病内科学 准教授　山田真介
社会医療法人寿楽会 大野記念病院 名誉院長　稲葉雅章

骨粗しょう症という病気

骨粗しょう症とは、骨の強度が低下し、簡単な外力で骨折を生じる全身性疾患です。
骨は、鉄筋コンクリートのような構造をしています。

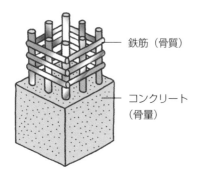

鉄筋（骨質）

コンクリート
（骨量）

骨強度 ＝ 骨量（70％）＋ 骨質（30％）
　　　　（コンクリート）　　　（鉄筋）

カルシウム　　コラーゲン

骨密度検査でわかるのは骨量のみで、骨質を評価する方法はありません。

糖尿病と骨量

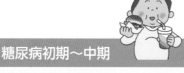

食欲旺盛なのに
体重が減少する

	糖尿病初期〜中期			糖尿病後期〜末期		
体の変化	高血糖	体重増加 （肥満）	内因性 インスリン 過剰分泌	高血糖	体重減少 （痩せ）	内因性 インスリン 分泌低下
骨量 （骨密度）						

糖尿病の進行とともに、骨量（骨密度）は減少していきます。

糖尿病と骨質

糖尿病では骨質（コラーゲン）が劣化しやすく、骨量（骨密度）が維持されていても骨折しやすい傾向があります。

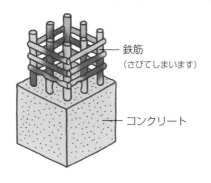

鉄筋
（さびてしまいます）

コンクリート

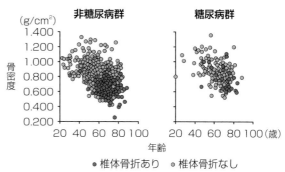

非糖尿病群と糖尿病群の骨密度と骨折の関係

● 椎体骨折あり　● 椎体骨折なし

（文献1を参考に筆者作成）

糖尿病合併症と骨粗しょう症

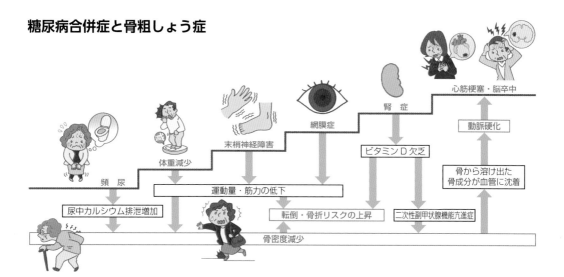

骨粗しょう症対策

バランスのよい食事療法と適切な薬物治療で血糖管理を行うとともに、ウォーキングなどの荷重運動を行うよう心がけましょう。

文献

1) Yamamto, M. et al. Bone mineral density is not sensitive enough to assess the risk of vertebral fractures in type 2 diabetic women. Calcif. tissue. Int. 80 (6), 2007, 353-8.

15 認知症も合併症？予防方法が知りたい！

すみれ病院 内科　**上田実希**
同 院長　**小西俊彰**

認知症は糖尿病の合併症の一つ？

近年、糖尿病が認知症発症の危険因子であることがあきらかになってきています。ある研究では、このような結果が出てきました。

糖尿病では認知症の発症リスクが上昇します。
アルツハイマー病　**1.5 倍**
血管性認知症　　　**2.5 倍**

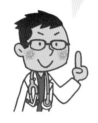

	糖尿病	非糖尿病		ハザード比 (95% CI)
アルツハイマー病 発症リスク	5,700	36,191	■	1.46 (1.20〜1.77)
血管性認知症発症 リスク	3,519	23,026	■	2.49 (2.09〜2.97)
認知症全体発症リ スク	5,247	32,900	■	1.51 (1.31〜1.74)

0.5　1　2　3

（文献1を参考に筆者作成）

認知症は、糖尿病の合併症の一つとして注目され始めています。

糖尿病はなぜ認知症になりやすいの？

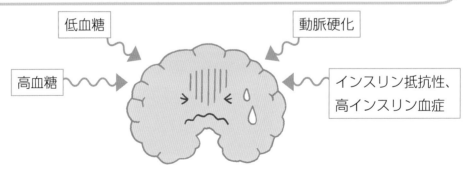

低血糖　　　　　　　　動脈硬化
高血糖　　　　　　　　インスリン抵抗性、高インスリン血症

糖尿病は、さまざまな機序で認知症の発症リスクを上昇させます。

認知症はどうしたら予防できるの？

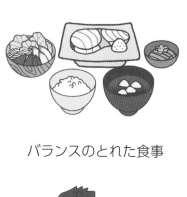

バランスのとれた食事

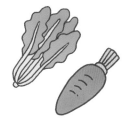

緑黄色野菜も
しっかりと

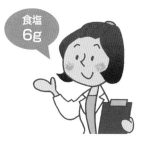

食塩
6g

減　塩

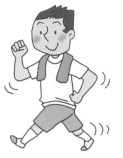

適度な運動

禁　煙

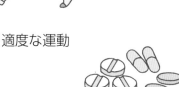

よい血糖コントロール、
低血糖の予防

十分な睡眠

認知症の危険因子は生活習慣に潜んでいます。適度な運動、バランスのとれた食事、減塩、禁煙、十分な睡眠などは認知症の予防に有効とされています。生活習慣を整え、よい血糖コントロールを維持しましょう。

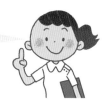

文 献

1) Cheng, G. et al. Diabetes as a risk factor for dementia and mild cognitive impairment: a meta-analysis of longitudinal studies. Intern. Med. J. 42 (5), 2012, 484-91.

16　がんも糖尿病と関係があるの？

医療法人かわさきクリニック 糖尿病内科・内科 かわさきクリニック 院長　**川崎勲**

糖尿病とがんの関係

表　糖尿病とがん

癌　腫	メタアナリシス 国内外の糖尿病とがんのリスクについての 複数の研究をまとめて再解析したもの	わが国のプール解析 日本の８つの研究のコホート研究を まとめて再解析したもの
	相対リスク（95％信頼区間）	相対リスク（95％信頼区間）
胃がん	1.19（1.08〜1.31）	1.06（0.91〜1.22）
大腸がん	1.3（1.2〜1.4）	1.40（1.19〜1.64）
肝臓がん	2.5（1.8〜2.9）	1.97（1.65〜2.36）
膵臓がん	1.82（1.66〜1.89）	1.85（1.46〜2.34）
乳がん	1.20（1.12〜1.28）	1.03（0.69〜1.56）
子宮内膜がん	2.10（1.75〜2.53）	1.84（0.90〜3.76）
前立腺がん	0.84（0.76〜0.93）	0.96（0.64〜1.43）
膀胱がん	1.24（1.08〜1.42）	1.28（0.89〜1.86）

国内外の糖尿病とがんのリスクについての複数の研究をまとめて再解析したものでは、胃がん、大腸がん、肝臓がん、膵臓がん、乳がん、子宮内膜がん、膀胱がんが、糖尿病においてリスクが高く、前立腺がんはリスクが低い結果となりました。一方、日本の８つのコホート研究をまとめて再解析したものでは、大腸がん、肝臓がん、膵臓がんが糖尿病においてリスクが高い結果となりました。

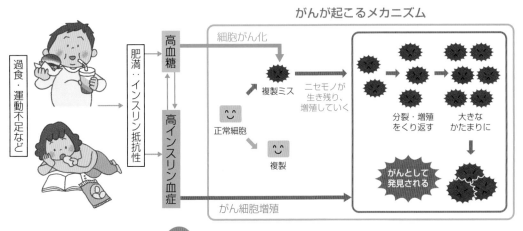

図　糖尿病とがんの関係（イメージ）

日本人のためのがん予防法

1. たばこは吸わない
がん・循環器疾患のリスクを上昇させます！

2. ほかの人のたばこの煙をできるだけ避ける
受動喫煙は、非喫煙者の肺がんの原因となります！

3. お酒はほどほどに
1日にアルコール量23gまで！
無理に飲まないようにしましょう。また、血糖コントロール不良であれば、絶対に飲まないようにしましょう。ただし、ほどほどなら、心筋梗塞や脳梗塞のリスクを下げます。

アルコール量23gの目安
日本酒：1合
ビール：大瓶1本
焼酎・泡盛：3分の2合
ウイスキー・ブランデー：ダブル1杯
ワイン：ボトル3分の1

4. バランスのとれた食生活を
加工肉（ハム、ソーセージ）、赤肉（牛、豚、羊など）の摂取過多に注意！
大腸がんのリスクを上げます。

5. 塩辛い食品は控えめに
食塩、塩蔵食品の摂取は最小限に！ 胃がん予防のほかに、血圧上昇も抑えます。

6. 野菜やくだものは不足にならないように
不足すると胃がん・食道がんのリスクが上昇します。ただし、くだものが多すぎると、血糖コントロールが悪化します。

7. 熱い飲みものや食べものは冷ましてから
飲みものや食べものを熱いままとると、食道がんと食道炎のリスクが高くなるという報告が数多くあります。少し冷ましてから口にするようにしましょう。

8. 適度に運動
日常生活を活動的に！ 血糖コントロールも改善します。

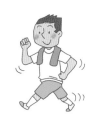

9. 適切な体重維持
中高年男性はBMI 21〜27kg/m^2、女性は21〜25kg/m^{2}を維持！

10. ウイルスや細菌の感染予防と治療
B型肝炎ウイルス、C型肝炎ウイルスは肝臓がんの、ヒトパピローマウイルスは子宮頸がんの、ヘリコバクター・ピロリ菌は胃がんのリスクを上げます。

11. 定期的ながん検診を
糖尿病の日常診療では効率よくがんを発見できません。

12. 体の異常に気がついたら、すぐに受診を

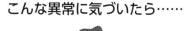

こんな異常に気づいたら……

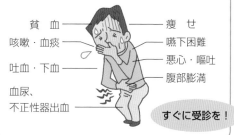

貧血
咳嗽・血痰
吐血・下血
血尿、不正性器出血
痩せ
嚥下困難
悪心・嘔吐
腹部膨満

すぐに受診を！

（文献1を参考に筆者作成）

文献

1) 日本人のためのがん予防法. (https://ganjoho.jp/public/pre_scr/prevention/evidence_based.html).

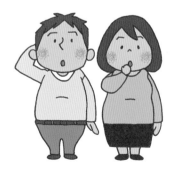

第 3 章

糖尿病の
食事の
❓がわかる！

1 食事療法、これだけすれば大丈夫！

渡辺内科クリニック 管理栄養士　田中かおり
同 院長　渡辺伸明

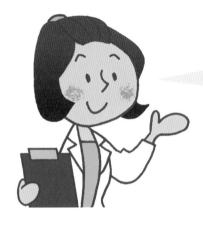

糖尿病の食事療法をはじめる人は、
まず、この5つを心がけましょう。

① 1日の適正な摂取エネルギー量を守る

食べすぎや極端なダイエットをしないようにしましょう。適正な摂取エネルギー量は、年齢、性別、身長、身体活動量のほかに、病態、肥満度、フレイルの有無によっても異なりますので、主治医に確認しましょう。

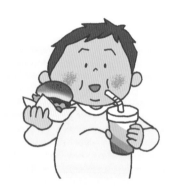

②朝食・昼食・夕食の食事配分は均等に

欠食やまとめ食いを避けましょう。

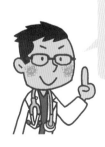

1日3食を
バランスよく
食べましょう！

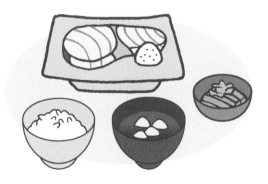

③栄養バランスも大切

毎食、主食（ごはん・パン・めん類）、主菜（肉・魚・卵・大豆製品）、副菜（野菜・海藻・こんにゃく類）をバランスよく組み合わせて食べましょう。

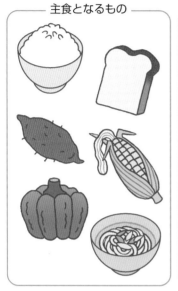
主食となるもの

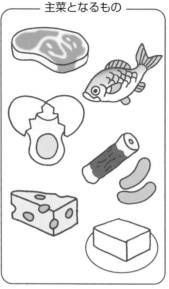
主菜となるもの

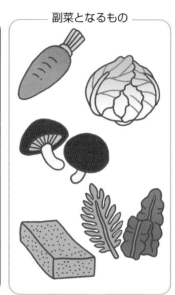
副菜となるもの

④嗜好品は適量に、清涼飲料水は控える

ジュースやスポーツドリンクには砂糖がたくさん含まれていて、血糖値を大きく上げます。また、飲酒には主治医の許可が必要です。飲酒量は主治医の許可する上限を守ってください。

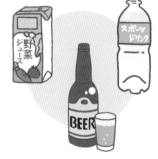

⑤食べ方に気をつける

はじめに野菜（副菜）から食べましょう。
ゆっくりよく噛んで食べましょう。
塩分は控えめにしましょう。

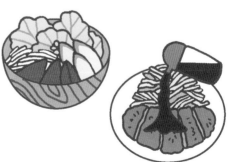

ソースやしょうゆも控えめに！

2 「水を飲んでも太るんです」どうすればよいの？

大阪市立大学大学院 医学研究科 先端予防医療学 准教授　**福本真也**

「水を飲んでも太る」とは？

摂取・消費エネルギーと体重増加の関係

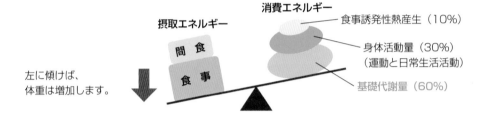

左に傾けば、
体重は増加します。

摂取エネルギー　間食　食事

消費エネルギー
食事誘発性熱産生（10％）
身体活動量（30％）
（運動と日常生活活動）
基礎代謝量（60％）

食事による摂取エネルギーは案外大きい

脂肪組織 1kg（7,200kcal 相当）を 1か月で減量するには、1日に 240kcal 分の食事を減らすか、消費エネルギー量を増やす必要があります。

逆に、たった 240kcal の追加摂取で 1か月間に 1kg の脂肪組織が増えます。240kcal なら、毎日種類を変えて無意識に食べているかもしれません。

240kcal の食品と量

のど飴１本
（10～12 粒）

たい焼き
1個

どら焼き
1個

メロンパン
2分の1個

100g　150g
3食のごはんを（1食1膳）
それぞれ軽盛りからふつう
盛りに変更

口に入るすべての食品の摂取時間、量、内容を記録してみましょう。

運動によるエネルギー消費は案外少ない

コンビニの塩おにぎり1個分（160kcal）を運動で消費するのは大変！

運　動	時　間	運　動	時　間
速歩（80m/min）	40分	ゴルフ	2分の1ラウンド
ジョギング	30分	野　球	2分の1試合
ラジオ体操	40分	テニス	20分
階段昇降	30分	クロール（水泳）	8分
縄跳び	20分	マラソン	10分

160kcalの食品と量

ごはん（子ども用茶碗）
1膳

6枚切り食パン
1枚

スポーツドリンク（500mL）
1.3本

運動をしたあとに、安心して食べてはいけません。

それでも太る？ それは、サルコペニア肥満かも

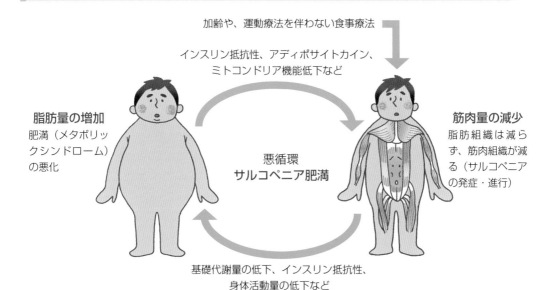

加齢や、運動療法を伴わない食事療法

インスリン抵抗性、アディポサイトカイン、
ミトコンドリア機能低下など

脂肪量の増加
肥満（メタボリックシンドローム）の悪化

悪循環
サルコペニア肥満

筋肉量の減少
脂肪組織は減らず、筋肉組織が減る（サルコペニアの発症・進行）

基礎代謝量の低下、インスリン抵抗性、
身体活動量の低下など

食事療法には、運動療法の併用が大切です。

3 知ってるようで意外と知らない？ 炭水化物って何？

ミッドタウンクリニック ハイメディック京大病院 栄養課 管理栄養士　**加藤映美里**
福島医院 院長　**福島光夫**

炭水化物ってどんなもの？

炭水化物は、食べ物に含まれている三大栄養素の一つで、脳と体の主要なエネルギー源になります。

炭水化物

糖質
エネルギー源となります。

食物繊維
エネルギー源とはならず、食後の血糖上昇を抑えるはたらきがあります。

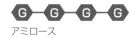
アミロース

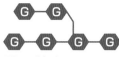
アミロペクチン

ごはんやパンの糖質は、グルコースが連なった構造をしています。

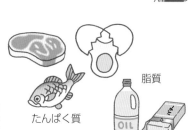

三大栄養素の残りの二つは、たんぱく質と脂質です。

たんぱく質　脂質

三大栄養素は「炭水化物」「たんぱく質」「脂質」です。

- 炭水化物は、エネルギー源になる糖質と、エネルギー源にならない食物繊維の総称です。糖質は甘いものだけでなく、ごはんなどの主食にも " デンプン " として多く含まれます。

- たんぱく質は体の構成成分となり、酵素やホルモンとして代謝を調節し、また体内の物質輸送にも関与します。たんぱく質を構成するアミノ酸は、神経伝達物質やビタミン、そのほか生理活性物質の前駆体となります。

- 脂質はエネルギー源として蓄えられたり、細胞膜の構成成分や生理活性物質としてはたらきます。また、たんぱく質と会合したリポたんぱく質は、体内の脂質輸送や脂質代謝に関与しています。

炭水化物をとりすぎるとどうなるの？

食後の血糖値が高くなります。
食後の血糖値が上昇し、それに見合ったインスリンの分泌、作用が伴わない場合は、食後高血糖の状態になります。

炭水化物は体の中でどうなっているの？

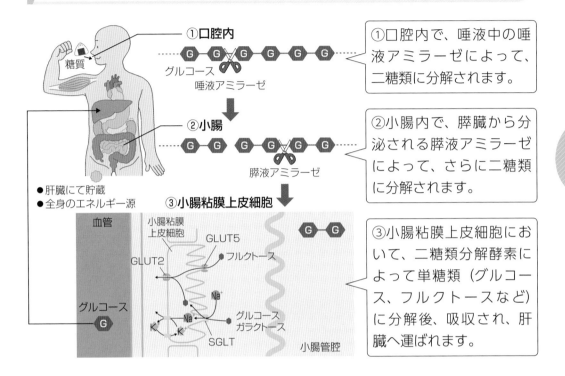

①口腔内で、唾液中の唾液アミラーゼによって、二糖類に分解されます。

②小腸内で、膵臓から分泌される膵液アミラーゼによって、さらに二糖類に分解されます。

③小腸粘膜上皮細胞において、二糖類分解酵素によって単糖類（グルコース、フルクトースなど）に分解後、吸収され、肝臓へ運ばれます。

食品の中にどのくらい入っているの？

80kcal 当たりの炭水化物量

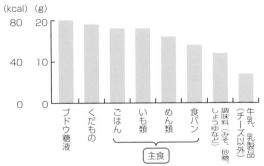

主食（ごはん、めん類、パン類）には、炭水化物が多く含まれています。また、主食以外にも炭水化物がしっかり含まれている食品があります。

（文献 1、2 を参考に作成）

文 献

1) 日本糖尿病学会 編・著. 糖尿病食事療法のための食品交換表 第 7 版. 文光堂，2013，132p.
2) 厚生労働省. 日本人の食事摂取基準（2020 年版）概要. (https://www.mhlw.go.jp/stf/newpage_08415.html).

第3章 糖尿病の食事の？がわかる！

4 話題の炭水化物制限、どこまでならよいの？

京都府立医科大学 内分泌・代謝内科学 教授　福井道明

低炭水化物食とは

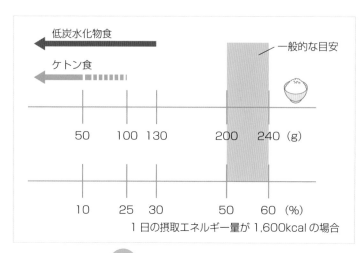

低炭水化物食

ケトン食

50　100 130　　　　200　　240 （g）

10　　25　30　　　　50　　60 （%）

1 日の摂取エネルギー量が 1,600kcal の場合

一般的な目安

図1　低炭水化物食とケトン食

1 日の炭水化物摂取量が 130g 以下の食事を「低炭水化物食」、50g 以下の食事を「ケトン食」といいます。たとえば 1 日の摂取エネルギー量が 1,600kcal だと、炭水化物比率 30% 以下で「低炭水化物食」となります。

炭水化物制限にはさまざまなものがあります

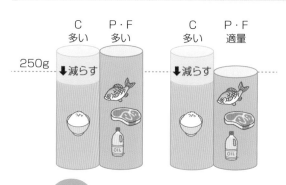

C
多い

P・F
多い

C
多い

P・F
適量

250g

↓減らす

↓減らす

図2-a　炭水化物（C）が多い場合は◎

もともと炭水化物を適正量より多く摂取している場合に、炭水化物摂取量を適正量に戻すことは、あきらかに有効です。

C：炭水化物
P：たんぱく質
F：脂質

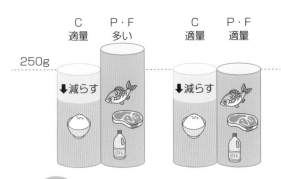

図 2-b 炭水化物（C）のみ減らす場合は○

炭水化物の摂取量だけを一時的に減らし、体重減少効果を期待することも有効です。

※ BMI > 25kg/m² の場合

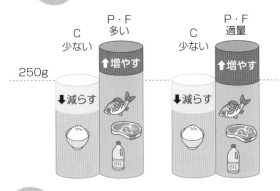

図 2-c たんぱく質（P）と脂質（F）が増える場合は△

炭水化物の摂取量を減らした分、たんぱく質と脂質の摂取量を増やすことは、合併症のリスクを高くするといわれています。

低炭水化物食を実施するときの注意

対　象：肥満、過体重の患者さんが対象となります。

実施期間：6か月から1年程度とします。中長期の実施はおすすめできません。

糖尿病の合併症：高たんぱく質になるため、腎症第2期以降の人にはおすすめできません。また、脂質摂取過多による高 LDL コレステロール血症をきたす可能性があります。高 LDL コレステロール血症は心血管イベントのもっとも強いリスク因子のため、動脈硬化が進展している人にもおすすめできません。

食費・食習慣：低炭水化物のために脂質、たんぱく質が増えると食費が高騰するので注意が必要です。また、外食が多い、炭水化物をよく食べるという人も継続が困難です。

そのほかの疾患の有無：動脈硬化・腎障害・肝障害・膵疾患をもっている人は、とくに注意が必要です。

食物繊維・ビタミン・ミネラルが不足しないよう野菜を十分とってください。また、実施するときには、かならず医療スタッフに相談しましょう。

5 糖尿病だけど、外食してもよいの？

大阪市立大学医学部附属病院 栄養部 主査　藤本浩毅

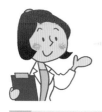

外食の特徴を知り、対策を立てましょう。
バランスが崩れたら、家庭の食事で調整しましょう。

外食の特徴と対策

量が多い（エネルギーのとりすぎ）

- 自分の適量を知る。
- エネルギー表示を見る。
- 思い切って残す努力をする。

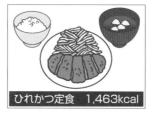

残す

ひれかつ定食　1,463kcal

糖質（炭水化物）が多い

- ごはんの量を減らして注文する、または残す。
- 丼物はやめて定食にする。
- 糖質（炭水化物）のセットはやめる。

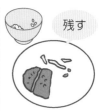

野菜が少ない

- 野菜の料理を足す。
- 野菜がたくさん入っている料理を選ぶ。

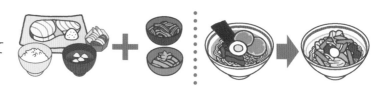

味つけが濃い（食塩のとりすぎ）

- みそ汁やスープなどの汁物は飲まない（具は食べても OK）。
- 漬物はできるだけ食べない。
- 料理にかけるしょうゆやソースをできるだけ減らす。

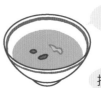
残す

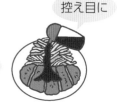
控え目に

控え目に

料理の種類ごとの特徴

定　食
- 揚げ物よりも煮物や焼き物を選ぶ。

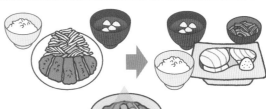

丼　物
- 基本的に避ける。
- とくに揚げ物はエネルギーが多いため注意する。
- 野菜料理を足す。

寿　司
- 食べる貫数を決める。
- つけるしょうゆを減らす。
- ガリ（しょうが甘酢漬け）を食べない。

控え目に

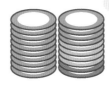
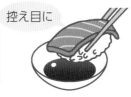

カレーライス
- ごはんの量が多いため調整する。
- 野菜料理を足す。

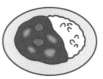

麺　類
- 具の多い料理を選ぶ。
- セットは避ける。
- 汁は飲まない。

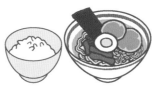
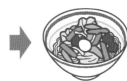

餃　子
- 皮は糖質（炭水化物）が多いのでごはんを減らす。
- たれをつけすぎない。

皮はごはんの仲間

ハンバーガーセット
- サイドメニューをサラダにする。
- 飲み物をゼロカロリーのものにする。

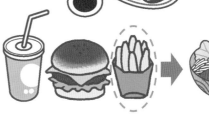

サラダバー
- ポテトサラダやマカロニサラダは糖質（炭水化物）と脂質が多いため調整する。
- ノンオイルドレッシングを選ぶ。

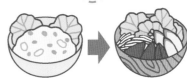

6 甘党・辛党 どこまでならよいの？

琉球大学大学院 医学研究科 内分泌代謝・血液・膠原病内科学講座 教授　**益崎裕章**

沖縄セントラル病院 一般内科　**仲村英昭**

沖縄大学 健康栄養学部 管理栄養学科 講師　**山川房江**

甘いものはどこまで食べていいの？

甘みを感じる「糖類」はなるべく制限したほうがよく、1日25g以内が望ましいとされています。しかし、達成するのはなかなか難しいものです。個人個人で目標を決めて、段階的に減らしていくとよいでしょう。また、血糖値への影響をなるべくおさえるため、グリセミックインデックス（GI）値がなるべく低いものを活用しましょう。

※ GI値とは…食品を食べたときの血糖値への影響を、ブドウ糖を100として換算したもの。数値が低いほど、血糖値への影響が小さい。

お菓子や飲み物に含まれる糖類の量（お菓子は100g、飲み物は350mLで計算）

食　品（100g）	糖類の量（g）
プリン	12
シュークリーム	12
ホットケーキ	22
あんぱん	30
カステラ	38
ショートケーキ	28
チョコレート	30〜45
アイスクリーム	25

飲　料（350mL）	糖類の量（g）
コーラ	38
缶コーヒー	30
スポーツドリンク	25
レモンティ	22
乳酸菌飲料	35

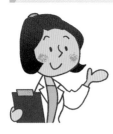

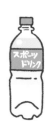

GI値が低いお菓子（69以下）

食　品	GI値
ゼリー	46
ココア	47
プリン	52
シュークリーム	55
ポテトチップス	60
アイスクリーム	65
カステラ	69

GI値が高いお菓子（70以上）

食　品	GI値
チーズケーキ	74
クッキー	77
ホットケーキ	80
ショートケーキ	82
ドーナツ	86
チョコレート	88
あ　め	108

塩辛いものはどこまで食べていいの？

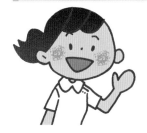

1日食塩摂取量の目標は、高血圧を合併している人で6g未満、高血圧を合併していない人でも男性で7.5g未満、女性で6.5g未満とすることがすすめられています。

おもな外食メニューに含まれる食塩量

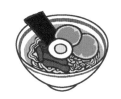

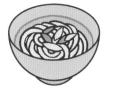

食　品	量	食塩量（g）
ラーメン	1食（汁を含む）	5〜7
うどん	1食（汁を含む）	4〜6
焼きそば	1食	4〜5
カレーライス	1食	3〜4
牛　丼	1食	3〜4
チャーハン	1食（250g）	2〜3
スパゲッティ（ミートソース）	1食（300g）	3〜4
ピ　ザ	直径20cm	3〜3.5

お酒はどれだけ飲んでいいの？

推奨されるお酒の摂取量は、純アルコールで1日25g以内です。また、週2日以上、休肝日を設けましょう。

おもな酒類に含まれるアルコール量

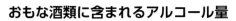

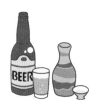

酒　類	アルコール度数（度）	1日の推奨摂取量（mLまで）
ビール、チューハイ	5	600
ワイン	12	250
日本酒	15	200
焼　酎	25	120
泡　盛	30	100
ウイスキー	40	75

7 「糖尿病に効くサプリメント」はホントに効果があるの？

関西電力病院 糖尿病・内分泌代謝センター 部長　田中永昭

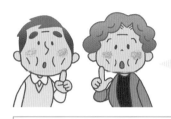

「糖尿病にいいよ」って聞いたので、これを試してみたいんだけど、どうですか？

気になっていた糖から解放され、今日もバッチリ！

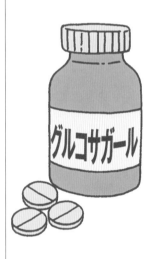

最近、糖尿病患者が増えているらしい。糖尿病は、自覚症状はないが、放置すると合併症が起き、失明、透析、足切断などに至る恐ろしい病気だ。糖の恐怖から見事生還したＡさん（56歳）に話を伺ってみた。

Ａさん「糖のことが気になり出したのは、健康診断を受けたときでした。ああ、とうとう俺にも来たか……という気分で、目の前が真っ暗になりました。そんなとき、友人から『いいよ』とすすめられたのが『グルコサガール』でした。１日１粒で、飲みやすい。飲み始めたら、体がシャキッとして、夜もよく眠れるようになりました。今日もバッチリで、私はもうこれが手放せませんね」。

天然成分配合

純 国 産

150％増量（当社比）

おすすめ度 ★★★★★

今なら **30%** お得！

※薬を飲んでいる人、通院中の人は、医師にご相談ください。

広告

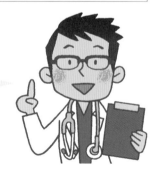

一緒に考えてみましょう！

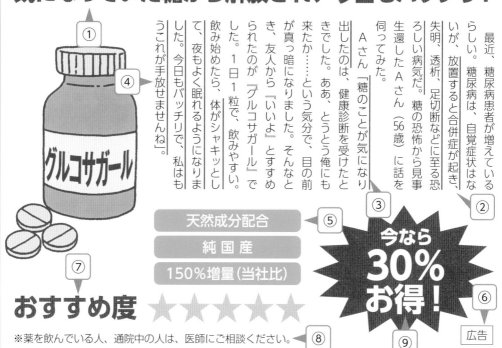

①タイトルからは糖尿病がよくなるようなイメージを受けますが、よく読むと意味不明の文章です。

②糖尿病に関する一般的事実を伝え、恐怖心をあおっています。

③「糖尿病」とは書けないので、「糖」などの疾患を暗示する言葉を用いています。

④効果に関して、具体的な数値をもって示すことはできず、そのようなデータがないことも多いです。そのため、主観的な評価で示され、本来期待される作用とは無関係な体験を語られることもあります。

⑤成分表示に関しても、あいまいなことが多いです。

⑥じつは広告であることを、できるだけ目立たないように提示しています。

⑦「おすすめ」などと表示されていますが、根拠はあきらかではありません。

⑧表示されているように、医療スタッフにまずは相談してみましょう。

⑨「お買い得」など、購買意欲をあおるような割引が提示されています。

糖尿病患者さんにとって、サプリメントに頼りたいという気持ちは、自分の健康を良くしたいという気持ちの表れだと思います。また、今の糖尿病治療に満足していないという気持ちの表れかもしれませんね。これを機に、もう一度主治医と治療方針や生活環境について話し合ってみるのも良いでしょう。

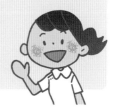

8 腎臓を守る食事療法

大阪市立総合医療センター 栄養部 主幹　蔵本真宏
大阪市立十三市民病院 看護部 主査／糖尿病看護認定看護師　森脇恵美子

あなたの腎臓を守るために気をつけること

高血糖、高血圧、たんぱく質のとりすぎで腎臓は悪くなります。
あなたの腎臓の状態（病期）に応じた食事療法を行いましょう！

●共通すること
自分の体に合ったバランスの
よい食事を規則正しく食べる。

＋

●病期に応じて気をつけること
□食塩をとりすぎない　　　　　□エネルギーの確保
□たんぱく質をとりすぎない　　□カリウムをとりすぎない

腎臓を守る食事のポイント

バランスのよい食事とは（共通）

バランスのよい食事とは、主食・主菜・副菜をうまく取り入れた食事です。

食塩をとりすぎない工夫

汁は残すか減らす 	「かける」より「つける」	加工食品のとりすぎに注意
酸味を利用する	香りを利用する	うま味を利用する
新鮮な食材を選ぶ	とろみで味をからませる	調理でも工夫できます　●味つけは1品に集中させる　●味は表面にしっかりと

たんぱく質をとりすぎない！

―― 多く含む食品を知ろう ――

魚介類　　肉類　　大豆・大豆製品　牛乳・乳製品　卵類

具体的な量は、
病期で
変わります。

エネルギーを確保するための工夫

調理方法でエネルギーUP

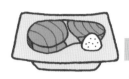
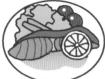
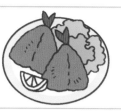

塩焼より
ムニエル

焼く

+40kcal

ムニエルより
フライ

揚げる

+120kcal

カリウムをとりすぎない工夫

くだもの・野菜・いも・海藻・種実に注意

- くだもの（みかん・りんご・バナナなど）
- 野菜（ほうれんそう・こまつな・れんこんなど）
- いも類（さつまいも・じゃがいも・さといもなど）
- 海藻類（わかめ・ひじきなど）
- 種実類（ピーナッツ・くるみなど）

調理方法で減らす

- 多めの水で茹でこぼす
- 水煮をしてから調理する
- 煮物の汁は飲まない
- くだものは缶詰めに

理想的な食事の工夫

自分に合った食事の
工夫をしましょう。

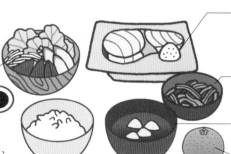

- サラダを
  おひたしに変える
- ドレッシングは小皿にとり、野菜をつけて食べる
- 主菜は1品にする
- 焼き魚をフライにかえる
- 焼く直前に塩をふる
- だしのうま味を効かせる
- 野菜は小さく切って茹でこぼす
- みそ汁は具だくさんにする
- 缶詰に変える

できることから始めましょう

何から始めますか？

★_____

★_____

★_____

あなたの1日の目標量

- エネルギー _____ kcal
- たんぱく質量 _____ g
- 食塩量 _____ g 未満
- カリウム制限（あり・なし）

9 コンビニ弁当・お総菜、選び方のコツ

金沢大学附属病院 栄養管理部 栄養管理室長／NPO 法人 Team DiET　**徳丸季聡**
同 内分泌・代謝内科 教授／NPO 法人 Team DiET　**篁俊成**

至適エネルギー量の把握と上手な残し方

お弁当選びのコツ

最近のお弁当はエネルギー量が表示されているものがほとんどです。自身の 1 食当たりのエネルギー量を把握し、そのエネルギー量に近いお弁当を選びましょう。

（例）指示エネルギー量：1,840kcal/day の場合

1,840kcal ÷ 3 食＝約 600kcal/1 食

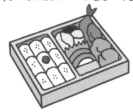

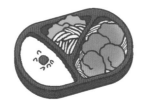

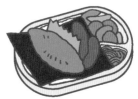

幕の内弁当
- エネルギー750kcal
- 糖質 110g

からあげ弁当
- エネルギー800kcal
- 糖質 100g

のり弁当
- エネルギー700kcal
- 糖質 110g

残し方がカギ

食べたいお弁当のエネルギー量が、自身の 1 食当たりのエネルギー量を上回っている場合は、お弁当の残し方がカギになります。

―「上手な残し方」のポイント―

①食べる前に、残す分を取り分ける。
②米飯の適量を守る。
③おかずのうち、コロッケやポテトサラダなど糖質の多い食品を優先的に残す。

（例）ハンバーグ弁当 900kcal の場合

ポテトサラダ・マカロニは残す

米飯を
3 分の 1
残す

単品を組み合わせるときの留意点

糖質量（炭水化物量）にも着目しましょう

単品を組み合わせる場合、エネルギー量だけでなく糖質量にも着目することで血糖値の安定が期待できます。同じくらいのエネルギー量であっても、組み合わせ方により糖質量は異なります。

（例）600kcal 相当の組み合わせと糖質量

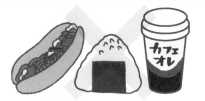

やきそばパン、おにぎり、カフェラテ
- エネルギー600kcal
- 糖質 106g

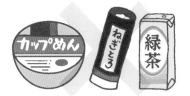

カップうどん、巻き寿司、お茶
- エネルギー600kcal
- 糖質 100g

組み合わせのコツ

① 『糖尿病食事療法のための食品交換表 第7版』での表1の重複がないように。
② サラダやおひたしなど、野菜中心のお総菜を1品加える。
③ 自身に見合った「定番の組み合わせ」をもっておく。

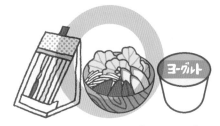

ミックスサンド、サラダ、ヨーグルト
- エネルギー560kcal
- 糖質 58g

コンビニ弁当・お総菜を選ぶ際の豆知識

☐ お寿司の酢飯には砂糖が多く含まれている。

☐ サンドイッチに含まれる食塩量は以外と多い。

☐ 揚げ物の衣は油だけでなく糖質も含まれている。

☐ おでんは低エネルギー・低糖質の商品が多い。

☐ 果汁が多く含まれる野菜ジュースは避ける。

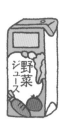

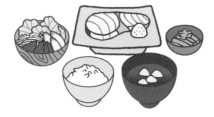

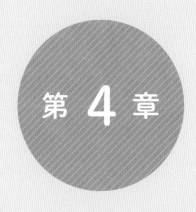

第4章

糖尿病の
運動の
ハテナ
❓がわかる！

1 運動療法をまずはやってみよう！

順天堂大学大学院 代謝内分泌内科学・スポートロジーセンター センター長補佐／
順天堂大学 国際教養学部 グローバルヘルスサービス領域 教授　**田村好史**

運動は何をやったらよいの？

運動にはいろいろな種類や方法があります。まずは、一番手軽な「ウォーキング」
をやってみましょう！

ウォーキングの始め方

① まずは、自分の毎日の歩数を歩数計などで測りましょう（携帯電話
やスマートフォンでは、機能としてついていることがあります。ス
マートフォンのアプリを利用することもできるでしょう）。

② 今の歩数よりもプラス 2,000 歩（20 分）を目指しましょう！

③ 最終目標は 1 日トータルで 8,000〜10,000 歩！

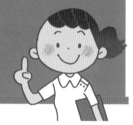

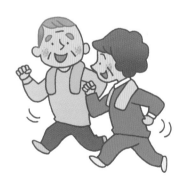

●私の目標

理想的なウォーキングフォーム

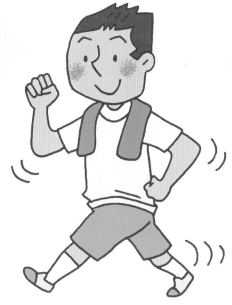

息がはずむ程度
の速さで

正しい姿勢で、
腕を大きく振る！

歩幅は
大きめに！

足を伸ばし
着地は
かかとから

プラス20分でどれくらい血糖値が下がるの？

週150分程度の有酸素運動の効果

週150分の有酸素運動をしっかりやると、おおよ
そHbA1cは0.7％下がることがわかっています。
日割りにすると、1日当たり20分、歩数にすると
2,000歩になります。効果はまだ検証されていま
せんが、毎日すこしずつ運動することで、血糖値の
改善が期待できそうです。

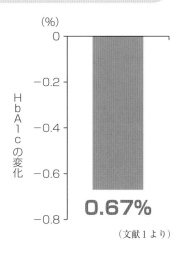

(%)

HbA1cの変化

0.67%

（文献1より）

文献

1) Boulé, NG. et al. Effects of exercise on glycemic control and body mass in type 2 diabetes mellitus: a meta-analysis of controlled clinical trials. JAMA. 286（10）, 2001, 1218-27.

2 運動療法、5W1H

大阪市立総合医療センター 糖尿病・内分泌センター長／糖尿病内科 部長　**細井雅之**
同 糖尿病・内分泌センター／糖尿病内科 医長　**玉井杏奈**
夕陽ヶ丘佐藤クリニック 院長　**佐藤利彦**

ご存じですか？ 運動療法の 5W1H

Why：何のためにするのか

　何のために運動をするの？ 運動をするとどんなよいことがあるの？

When：いつすればよいのか

　いつ運動するのがよいの？

Where：どこですればよいのか

　どこで運動するのがよいの？

What：何をするのか

　どんな運動をすればよいの？ 散歩と水泳以外はだめなの？

Who：誰がするのがよいのか

　誰が運動をするのがよいの？ 運動をするのは患者さんに決まっていますが、やっていい人といけない人があります。

How：どのようにしたら長続きをするのか

　どのようにしたら運動が長続きをするの？ 3日坊主になりがちな運動療法を長続きさせるためには？

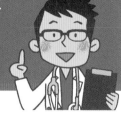

Why：何のために運動をするの？

運動することにより血糖値が下がるだけではなく、全身に対してよい効果があります。

運動のよい効果

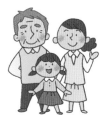

がん・動脈硬化の予防

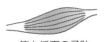

筋力低下の予防

骨粗しょう症の予防

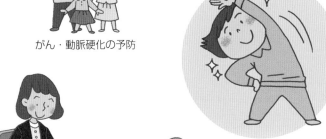

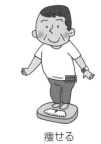

痩せる

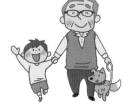

血糖値が下がる

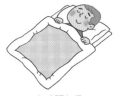

よく眠れる

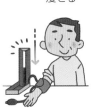

血圧が下がる

若々しくいられる・認知症の予防

When：いつ運動するのがよいの？

毎日しなくても大丈夫！ すきま時間にする運動がおすすめです！

週に3〜5日、食後1〜2時間後に行うと、血糖値に対してよい効果があります。

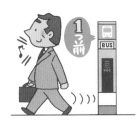

通勤途中で、一駅（停留所）
前で降りて歩いてみましょう。

運動は20分以上続けるのが一番効果的
ですが、難しい場合は分けても大丈夫で
す！ まずは日常生活のすきま時間に運
動を始めてみましょう！

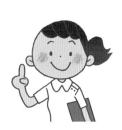

Where：どこで運動すればよいの？

公園やプールでなくても大丈夫。どんな場所でもやる習慣が大切です。

家の中でできる運動

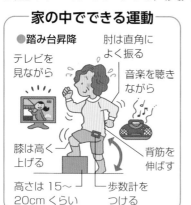

●踏み台昇降

テレビを見ながら

肘は直角によく振る

音楽を聴きながら

膝は高く上げる

背筋を伸ばす

高さは15〜20cmくらい

歩数計をつける

仕事の合間にできる運動

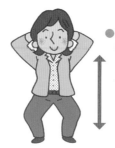
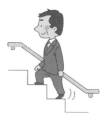

●休憩時間、喫煙時間をスクワットする時間に変えてみましょう。

●エレベーター・エスカレーターを使わずに階段を使いましょう。

●仕事中は姿勢を正して座りましょう。

What：どんな運動をすればよいの？

運動には有酸素運動と無酸素運動の2種類があります。

1. 有酸素運動

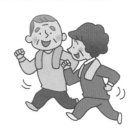

散歩やランニング、水泳など酸素をしっかり取り入れて行う運動です。
中強度の運動が効果的です。歩くなら早歩きくらいの、「ややきつい」と感じる、息が弾む程度の運動です。下記のレジスタンス運動も「ややきつい」と思う程度が効果的です。

2. 無酸素運動（筋肉トレーニング、レジスタンス運動）

筋肉に抵抗（レジスタンス）をかける運動で、筋肉をつけてエネルギーを消費しやすい体を作ります。

●ダンベル運動

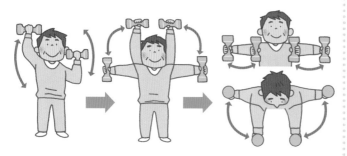

①両手でもって交互に上下させる。

②両外側水平位から肘を伸ばしたまま上へ。

③同じく水平位から前へ。

●スクワット

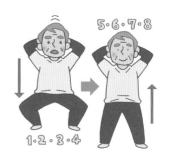

5・6・7・8

1・2・3・4

ゆっくりと膝を屈伸します。背筋を曲げないように。

●バタフライ

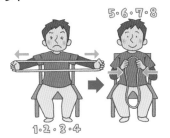

チューブを使ってゆっくりと腕を開閉します。
戻すときはゆっくり。

●レッグエクステンション

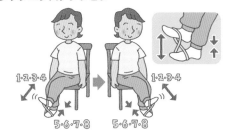

チューブを使って足を上下します。ゴムは2重で8の
字にかけ、挙上して静止します。反対も行います。

Who：誰が運動をするのがよいの？

―― 運動療法をやってはいけない人 ――

☐ 血糖コントロールが極端に悪い
　（空腹時血糖値 250mg/dL 以上、
　尿ケトン体中等度以上陽性）。

☐ ケトーシス、ケトアシドーシス。

☐ あらたな眼底出血、治療されてい
　ない増殖網膜症。

☐ 腎不全（腎症第4期以上）、高度
　な蛋白尿には運動制限あり。

☐ 虚血性心疾患や心肺機能に障害が
　あるとき。

☐ コントロールされていない不整脈。

☐ 血圧高値（収縮期 180mmHg、
　拡張期 110mmHg 以上）。

☐ 大動脈狭窄症、大動脈瘤、肥大型
　心筋症、心外膜炎など。

☐ 足病変、腰痛、膝関節疾患（いす
　に腰をかけて行う運動をすすめる）。

☐ 高度の糖尿病自律神経障害。

☐ 活動期感染症。

How：どのようにしたら運動が長続きするの？

運動療法が3日坊主にならないために

◎医療者や家族と身体活動契約書を交わす。

◎フィットネスクラブなどを利用する。

◎記録をつける。

◎無理をしないで休む。

◎家族、友人、愛犬など仲間をつくる。

◎自分にごほうびを与える。

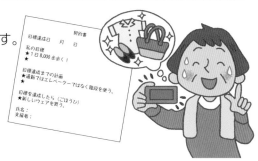

3 運動療法を継続できるコツ

土佐リハビリテーションカレッジ 理学療法学科 講師　**近藤寛**
関西福祉科学大学 保健医療学部 リハビリテーション学科 教授　**野村卓生**

実は、運動療法指導は、十分に提供されていない

専門医、一般内科医において食事療法は、ほとんどすべての初診患者に対して指導が行われているが、運動療法に関しては 40％前後にとどまっている。

要因
①指導に十分な時間がとれない
②運動指導専任スタッフが少ない
③糖尿病患者指導に用いるための適切な運動指導テキストがない
④診療報酬に反映されない

など

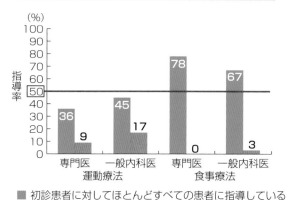

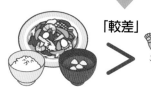

食事療法指導　「較差」＞　運動療法指導

■ 初診患者に対してほとんどすべての患者に指導している
■ ほとんど指導していない

（文献 1 より）

運動継続が困難な理由は？

1 位　運動をする時間がないため（41％）

2 位　運動をすると足や腰など、痛くなるところがあるため（22％）

3 位　運動指導を受けたことがないため（13％）

4 位　運動をする気がないため（12％）

5 位　運動が嫌いなため（11％）

その他　仕事・家事・子育てなどで手一杯のため、
　　　　休日はゆっくりしたいため　など

（文献 2 より）

運動を習慣にするコツ

1. 目標を立て、記録する

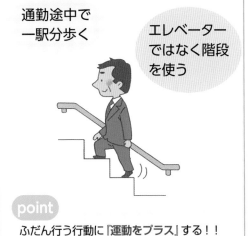

歩　数

時　間

体　重

1日○○歩ウォーキングする！
1日○○分運動する！
1か月○○kg減量する！

カレンダー

自己管理
ノート

スマホアプリ

point

目に見える結果をつくり『達成感』を
得る！！

2. 日常生活内に取り入れる

通勤途中で
一駅分歩く

エレベーター
ではなく階段
を使う

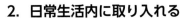

point

ふだん行う行動に『運動をプラス』する！！

3. ごほうびをつくる

目標を達成できたらほしいものを買う

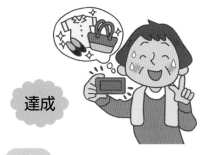

達成

point

自分へのごほうびを用意して『やる気』
をUP！！

文 献

1) 佐藤祐造ほか. わが国における糖尿病運動療法の実施状況（第1報）：医師側への質問紙全国調査成績. 糖尿病. 58
(8), 2015, 568-75.
2) 佐藤祐造ほか. わが国における糖尿病運動療法の実施状況（第2報）：患者側への質問紙全国調査成績. 糖尿病. 58
(11), 2015, 850-9.

第4章　糖尿病の運動の？がわかる！

4 忙しくても、家でもできる運動療法

大阪市立総合医療センター 糖尿病内科 医長　**藥師寺洋介**
同 糖尿病・内分泌センター長／糖尿病内科 部長　**細井雅之**

運動療法の工夫

仕事の合間を利用した運動療法

「仕事が忙しくて運動する時間がない」という人は、通勤時間や休憩時間を利用して運動療法が実施できます。

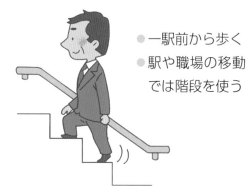

- 一駅前から歩く
- 駅や職場の移動では階段を使う

自宅でできる運動療法

家事や育児で忙しくなかなか外出できない場合や、一人での外出が難しいという場合は、室内でも運動療法を実施できます。

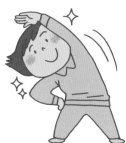

- ラジオ体操
- チューブ運動などの筋力トレーニング

日常生活でも NEAT^{ニート} を意識してみましょう

- 背筋を伸ばして座る
- 洗濯物は立って机でたたむ

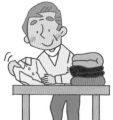

NEAT とは「non-exercise activity thermogenesis（非運動性活動熱産生）」の略称で、立つ・座る・移動するなどの生活動作のなかで、こまめに身体を動かす工夫をして、エネルギーを消費することを言います。

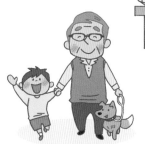

- 子どもと遊ぶ
- 犬の散歩をする

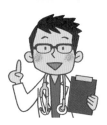

生活活動のメッツ（METs）

メッツ	生活活動の例
1.8	立位（立ち話、立ったまま行う読書や電話など）、皿洗いなど
2.0	ゆっくりした歩行、料理、洗濯、車のワックスがけなど
2.5	植物への水やり、子どもの世話など
3.0	歩行（小型犬の散歩など）、電動アシストつき自転車、部屋の片付けなど
3.5	階段を下りる、草むしり、モップ掛け／床磨き、バイクの運転など
4.0	自転車に乗る、階段を上る、高齢者などの介護（ベッドからの移動など）
4.3〜4.5	一般的なウォーキング、農作業など
5.0	速足でのウォーキング、中〜大型犬の散歩など
6.0	雪かき作業など
8.0	重い荷物の運搬（引っ越し作業など）

運動のメッツ（METs）

メッツ	運動の例
2.3	ストレッチ、テレビゲームでの運動など
2.5	ヨガ、ビリヤードなど
2.8	座って行うラジオ体操など
3.0	ボウリング、バレーボール、社交ダンス、ピラティス、太極拳など
3.5	自転車エルゴメーター（30〜50W）、自重を用いた軽い筋力トレーニング、ゴルフなど
4.0	卓球、パワーヨガ、ラジオ体操第一など
4.5	テニス（ダブルス）、水中歩行、ラジオ体操第二など
5.0	速足でのウォーキング、野球、ソフトボール、サーフィン、ジャズダンスなど
6.0	水泳、ジョギング、バスケットボール、ウエイトリフティングなど
7.0	サッカー、スキー、スケート、テニス（シングルス）、エアロビクス、山登りなど
8.0	サイクリング（時速20km程度）、ランニング、ラグビー、水泳（自由形）など
10.0	武術（柔道、ボクシングなど）、競泳、マラソンなど

（文献1を参考に筆者作成）

消費エネルギー量（kcal）＝メッツ（METs）×時間（h）×体重（kg）

好きな運動や楽しいと感じる運動に取り組むことも大切ですが、日常生活でもエネルギーは消費されます。日常生活を意識して運動にすることも重要です。

文献

1) 厚生労働省. 健康づくりのための身体活動基準2013（研究代表者：戸山芳昭）. https://www.mhlw.go.jp/stf/houdou/2r9852000002xple-att/2r9852000002xpqt.pdf.（2021年11月閲覧）.

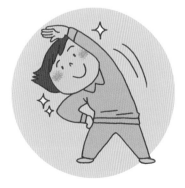

第 5 章

糖尿病の
薬の
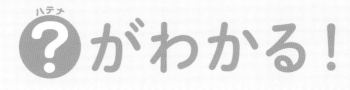がわかる！

1 糖尿病薬 10 種類の違いは？ どうして薬が必要なの？

山口県立総合医療センター 血液内分泌内科 部長　**松村卓郎**
山口大学 理事・副学長　**谷澤幸生**

なぜ糖尿病を治療するのか？

血糖値をコントロール

↓

合併症を予防する

慢性合併症
網膜症　神経障害
腎症　動脈硬化症

急性合併症
糖尿病ケトアシドーシス
高血糖高浸透圧症候群

健常人と変わらない日常生活を送る

糖尿病を治療するのは、将来起こりうる糖尿病の合併症を予防するためです。良好な血糖コントロールを得ることで、健康な人と変わらない生活を送ることを目標とします。

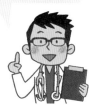

糖尿病治療の基本

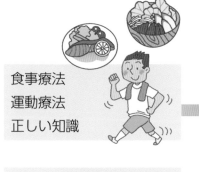

食事療法
運動療法
正しい知識

糖尿病治療の基本は食事療法、運動療法です。これらを行っても、良好な血糖コントロールが得られないときに、薬物療法を検討します。現在、日本で使用されている薬剤には、9 種類の経口薬と 2 種類の注射薬があります。これらの薬剤を組み合わせて治療を行います。

薬物療法
経口血糖降下薬
GLP-1 受容体作動薬
インスリン製剤

血糖値をコントロール　→　健常人と変わらない日常生活

糖尿病治療薬の種類

1型糖尿病	**インスリン療法** 膵β細胞からのインスリン分泌が枯渇するため、体内で不足しているインスリンを注射によって補う。	

経口血糖降下薬

ビグアナイド薬
チアゾリジン薬
スルホニル尿素薬
速効型インスリン分泌促進薬
DPP-4 阻害薬
α - グルコシダーゼ阻害薬
SGLT2 阻害薬
経口 GLP-1 受容体作動薬
イメグリミン塩酸塩

2型糖尿病

注射薬

インスリン製剤

GLP-1 受容体作動薬

1型糖尿病はインスリン分泌の絶対的低下によって発症します。2型糖尿病は、膵β細胞の「インスリン分泌能の低下」、肥満などを背景としてインスリンが効きにくくなる「インスリン抵抗性」の両者によって発症します。それぞれの病態によって、投与する薬剤の種類を決定します。

糖尿病治療薬の作用

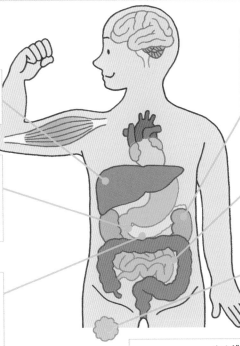

ビグアナイド薬
肝臓に作用して糖の産生を抑制する。

スルホニル尿素（SU）薬
速効型インスリン分泌促進（グリニド）薬
膵臓に作用してインスリン分泌を促進する。

DPP-4 阻害薬
インクレチン（GLP-1、GIP）の作用を増強することにより、インスリン分泌を促進し、グルカゴン分泌を抑制する。

SGLT2 阻害薬
腎尿細管でブドウ糖の再吸収を阻害し、糖を尿に排泄することによって血糖値を下げる。

α - グルコシダーゼ阻害薬
小腸での糖の吸収を遅延させる。

チアゾリジン薬
脂肪細胞などに作用して、インスリン抵抗性を改善する。

イメグリミン塩酸塩
膵臓に作用してインスリン分泌を促進し、肝臓・骨格筋に作用して糖代謝を改善する。ミトコンドリアを介した各種作用が関係していると推定されている。

2 薬を飲むときの注意点を教えて！

天理よろづ相談所病院 内分泌内科　岡村真太郎
同 特定嘱託部長　辻井悟

食事の前と後、どちらに飲めばいいの？

速効型インスリン分泌促進薬（グリニド薬）

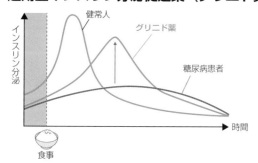

速効型インスリン分泌促進薬（グリニド薬）は、食事に合わせてインスリン分泌を促す薬です。食事前に服用しないと効果が期待できません。「箸を持ったら服用」と覚えましょう。もし飲み忘れて食事をとってしまったら、1回分は飛ばしてください。絶対に一度に2回分は飲まないでくださいね。

α - グルコシダーゼ阻害薬の作用機序

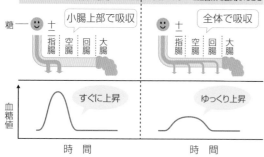

糖類の吸収は通常ほとんどが小腸上部で行われるため、血糖値はすみやかに上昇します。

α- グルコシダーゼ阻害薬を服用すると、糖類の吸収は小腸全体で行われるようになります。そのため、血糖値は緩徐に上昇します。

α-グルコシダーゼ阻害薬は、食事前に小腸の消化酵素の状態を整える薬です。食事前に服用しないと効果が期待できません。ごはんを食べる前に飲むことで、効果的に効く薬です。

経口 GLP-1 受容体作動薬

● 1日のうちの最初の食事または飲水の前に飲むこと。
● 空腹の状態でコップ約半分の水（約120mL以下）で飲むこと。
● 服用時および服用後少なくとも30分は、飲食および他の薬剤の経口摂取を避けること。
● 分割・粉砕およびかみ砕いて服用しないこと。

どういう副作用があるの？

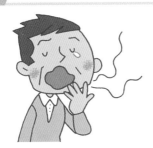

低血糖
スルホニル尿素（SU）薬、速効型インスリン分泌促進薬（グリニド薬）

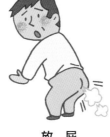

放屁
α-グルコシダーゼ阻害薬

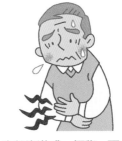

腹部膨満感、便秘、下痢
ビグアナイド薬、α-グルコシダーゼ阻害薬、DPP-4阻害薬、GLP-1受容体作動薬

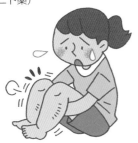

むくみ、体重増加
チアゾリジン薬

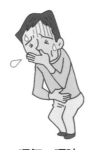

嘔気・嘔吐
GLP-1受容体作動薬

これらの症状がみられたときは、糖尿病の薬と関連がないかどうか、主治医と相談してください。重篤な副作用でなければ、薬の服用を続けられる場合もあります。

お酒と一緒に飲んでいいの？ シックデイのときはどうするの？

メトホルミン塩酸塩を服用中の人は、過度の飲酒を避けましょう。乳酸アシドーシスという副作用を避けるためです。また、脱水のある状態では腎機能が低下します。普段どおりにメトホルミン塩酸塩の服用を続けていると、乳酸アシドーシスのリスクが高まります。そのため、シックデイ（食事摂取が減った場合）には、メトホルミン塩酸塩の服用を中止しましょう。SU薬とSGLT2阻害薬も、シックデイには服用しないでください。

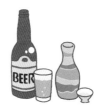

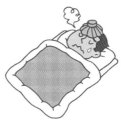

3 飲み薬はどうすれば減らせるの？ インスリン注射はやめられるの？

みつるクリニック 院長　**柱本満**

飲み薬はどうすれば減らせるの？

生活習慣（食事療法〈間食制限〉、運動療法）、体重管理がしっかり身についていて、血糖コントロールが安定している場合には、飲み薬を減らせる可能性があります。

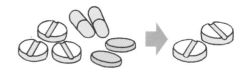

こんな人が減らせます

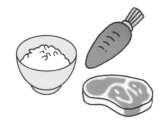

食事療法がきちんとできている。

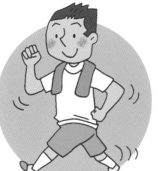

運動療法がきちんとできている。

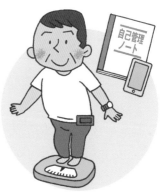

体重・血糖のコントロールができている。

インスリン依存性・非依存性、あなたはどちらのタイプ？

インスリン依存性

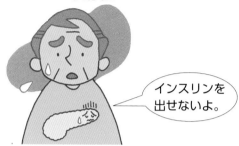

インスリンを
出せないよ。

膵臓でインスリンを作ることができなくなってしまった患者さんです。インスリン注射を止めると生命の危険につながります。

インスリン非依存性

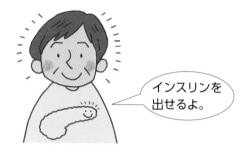

インスリンを
出せるよ。

膵臓にまだインスリンを作る力（インスリン分泌能）が十分残っている患者さんです。その場合でも、インスリン治療が行われていることがあります。

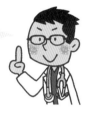

インスリン分泌能が保たれていれば（インスリン非依存性）、インスリン注射量や注射回数が減らせたり、注射自体を止められたりする可能性があります。

インスリン注射回数が減れば、注射が止められれば……

メリット1 注射にまつわるめんどうな手間や痛みから解放されます！

メリット2 日常生活の制限が緩和し、気楽に出かけられたり、気軽に外食ができます！

メリット3 経済的負担が軽減します！

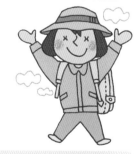

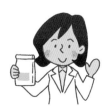

治療内容は血糖コントロールや生活習慣によってつねに変化するので、インスリン注射だけでなく飲み薬も減らせる可能性があります。インスリン注射だけでなく、飲み薬も減らすことができれば、さらにいろいろな負担が軽減されます。

4 糖尿病の注射薬にも違いがあるの？

大阪大学大学院 医学系研究科 内分泌・代謝内科学 助教（医学部講師）　木村武量
大阪医科薬科大学 内科学Ⅰ 教授　今川彰久

糖尿病治療注射薬の種類と適応

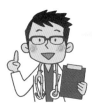 糖尿病治療に現在使用されている注射薬は「インスリン製剤」と「GLP-1 受容体作動薬」の 2 種類で、どちらの製剤の投与も、おもにペン型の注射器を使用します。

── インスリン製剤 ──

適応 あらゆる種類、病期の糖尿病患者さんが適応となります。

絶対的適応（インスリン治療が必須です）

- 1 型糖尿病
- 糖尿病性（高血糖性）昏睡時
- 重症感染症時
- 外科手術時
- 糖尿病合併妊婦
- インスリン依存状態
- 重症の肝障害、腎障害合併時
- 静脈栄養時の血糖コントロール　　など

相対的適応

- 著明な高血糖を認める場合
- 代謝失調がある場合
- 経口薬での治療で十分な血糖コントロールが得られない場合
- 腎機能、肝機能などの問題で、経口薬の使用が困難な場合
- 痩せ型で栄養状態が低下している場合
- ステロイド治療時に高血糖を認める場合
- 糖毒性を積極的に解除する場合　　など

GLP-1 受容体作動薬

適応 2 型糖尿病の患者さんが適応となります。

※ただし、インスリン依存状態にある患者さんでは、急激な高血糖や糖尿病ケトアシドーシスが生じた例が報告されています。

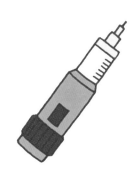

インスリン製剤と GLP-1 受容体作動薬の特徴と種類

インスリン製剤

- **インスリン**とは、膵臓にある膵島のβ細胞から分泌される、生体内で血糖値を低下させることができる唯一のホルモンです。

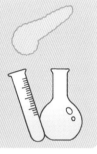

- 現在では、遺伝子工学の進歩により、**ヒトインスリン**を大量に生産することができます。さらに、効果の発現時間や持続時間の調整を可能としており、多種多様な**インスリン製剤（持効型、超速効型など）**を目的や病態に応じて使用することができます。

GLP-1 受容体作動薬

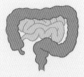

- **GLP-1** とは、消化管から分泌されるホルモンの 1 種です。**GLP-1 受容体作動薬**は、**GLP-1 受容体**に結合し、**GLP-1** が分泌されたのと同様の効果を示します。

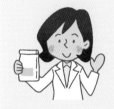

- **GLP-1 受容体作動薬**は血糖値が低下すると作用が減弱するため、単独投与では低血糖のリスクは低いです。しかし、ほかの薬剤（スルホニル尿素薬、**インスリン製剤など**）と併用する場合は、注意が必要です。

- 1 日 2 回、1 日 1 回、1 週間に 1 回と持続時間が異なる製剤があります。

- 2021 年に経口薬が発売されました。

健常人のインスリン分泌動態モデルと対応するインスリン製剤の種類

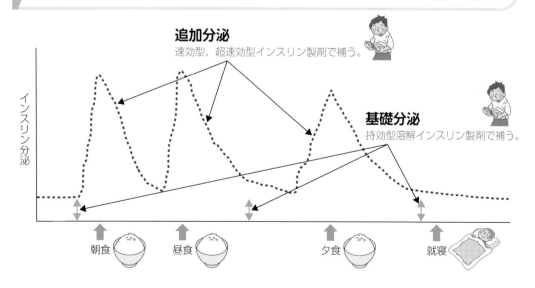

追加分泌
速効型、超速効型インスリン製剤で補う。

基礎分泌
持効型溶解インスリン製剤で補う。

インスリン分泌

朝食　　昼食　　夕食　　就寝

5 血糖値はどうすればわかる？ 測定するのはいつ？ CGMって何？

愛媛県立中央病院 検査部　**小林知子**
心臓病センター榊原病院 糖尿病内科 部長　**清水一紀**

血糖値はどうすればわかる？

病院で測るほか、自宅での血糖自己測定（self monitoring of blood glucose；SMBG）でもわかります。簡易血糖測定器を使って、指先の血液から血糖値を測定します。

血糖自己測定の手順

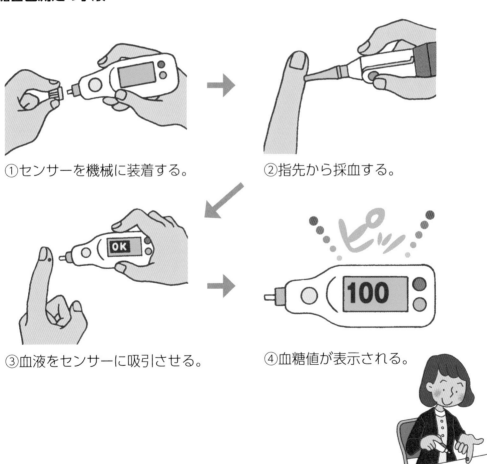

①センサーを機械に装着する。

②指先から採血する。

③血液をセンサーに吸引させる。

④血糖値が表示される。

測定するのはいつ？

血糖測定をするタイミングや回数は、状態や治療内容によりさまざまです。ご自身が低血糖を感じたときや運転前などは測定しましょう。また、食べたもので血糖値がどれくらい上がるか発見してみましょう。

血糖測定をしたら自己管理ノートに記録しましょう！

CGMって何？

持続血糖測定（continuous glucose monitoring；CGM）は、お腹などに専用のセンサーを装着し、およそ1週間の血糖値変動をみる検査です。CGMにより、SMBGで測定した時間以外の血糖値の変動があきらかになります。

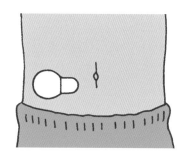

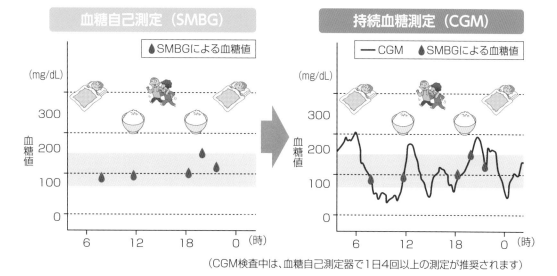

（CGM検査中は、血糖自己測定器で1日4回以上の測定が推奨されます）

6 シックデイってどんな日？ そのとき私はどうすればよいの？

NTT 東日本札幌病院 院長　吉岡成人

「シックデイ」って何のこと？

シックデイ（sick day）というのは、糖尿病患者さんがかぜをひいたり、胃腸炎になって高い熱が出たり、吐いたり、下痢をして食欲がなくなり、著しい体調不良に陥った状態のことです。

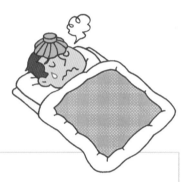

いつもは……
　食事をすると　　　　　　　　　　　　　→血糖値は上がります⬆
　食事をとらないと　　　　　　　　　　　→血糖値は上がりません➡
　食べずに、インスリン製剤を注射すると　→血糖値は下がります⬇

でも、シックデイには……
食べなくてもいつもよりも血糖値が高くなり、400～500mg/dL を超えることもあるのです!!

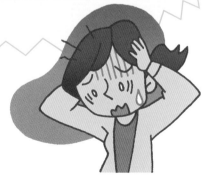

｜「シックデイ」のときは

シックデイ
（かぜをひいたり、胃腸炎になって高い
熱が出たり、吐いたり下痢をする）

↓

いつもよりも強いストレス

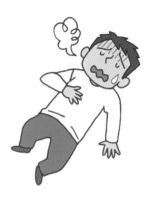

↓　　　　　　　　　　　↓

アドレナリンなどの血糖値を　　炎症性サイトカイン
上げるホルモンの分泌　　　　　の増加

↓　　　　　　　　　　　↓

予想できないほどに血糖値が高くなる！！
脱水状態となる……

｜「シックデイ」への対策

飲み物

**脱水になりやすいので、
十分な水分摂取を心がけましょう！**

水やお茶、スポーツドリンクなど、水分摂取の目標は
1時間当たり100mL、少なくとも1日1,000〜
1,500mL以上の水分を補給しましょう。

食べ物

**できるだけ口当たりがよく、
消化されやすいものを
食べましょう。**

1日に少なくとも100〜150gの糖質を摂取するこ
とが望まれます。口当たりがよく、消化されやすい食
べ物（おかゆ、雑炊［おじや］、スープ、煮込みうどんな
どのめん類、ジュース、スポーツドリンク、ゼリー、ア
イスクリーム、くだものなど）を食べましょう。

薬

**食事量の変化により
減量や中止が必要な薬があります。**

くわしくは主治医や医療スタッフに確認してく
ださい。

●あなたの薬の対応

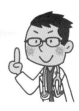

自己管理に不安を感じ
る場合には、すみやか
に医療機関を受診して
ください。

7 どうして糖尿病患者さんには低血糖が起こるの？

近畿大学 医学部 内分泌・代謝・糖尿病内科 講師　馬場谷成
同 主任教授　池上博司

> どうして糖尿病患者さんには低血糖が起こるの？ 高血糖なのに低血糖？

健常人の血糖値の上下

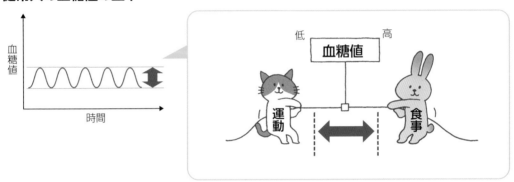

血糖値を上下させる要素が少ないので変動幅が小さい。

糖尿病患者さんの血糖値の上下（上下させる要素が増える）

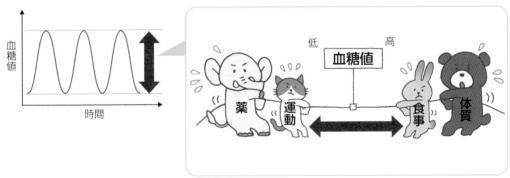

血糖値を上下させる要素が多いので変動幅が大きい。

高血糖にも、低血糖にもなりやすい。

低血糖症の出かたは人それぞれ！自分自身の症状を把握しましょう

低血糖は、だいたい血糖値が60mg/dL以下になったときのことをいいます。低血糖の症状は、おおまかに下記のようなものがありますが、人によってさまざまな感じ方があります。

低血糖で現れやすい症状

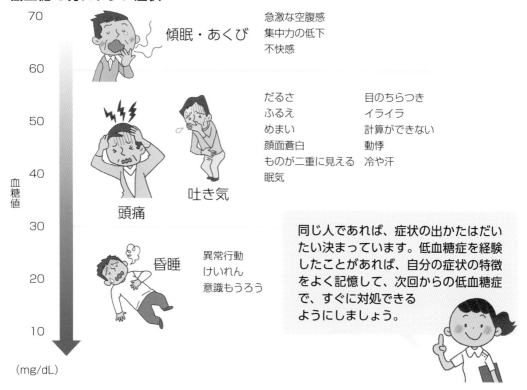

70

傾眠・あくび

急激な空腹感
集中力の低下
不快感

60

だるさ　　　　　　目のちらつき
ふるえ　　　　　　イライラ
めまい　　　　　　計算ができない
顔面蒼白　　　　　動悸
ものが二重に見える　冷や汗
眠気

50

40

血糖値

吐き気

頭痛

30

昏睡

異常行動
けいれん
意識もうろう

同じ人であれば、症状の出かたはだいたい決まっています。低血糖症を経験したことがあれば、自分の症状の特徴をよく記憶して、次回からの低血糖症で、すぐに対処できるようにしましょう。

20

10

（mg/dL）

低血糖予防と血糖コントロールの両立を！

低血糖は糖尿病治療につきもので、血糖管理がよくなれば、それだけ低血糖も起こりやすくなります。低血糖を少なくしながら、よりよい血糖値を保つことが糖尿病治療に重要なので、バランスのよい生活を心がけましょう。

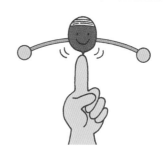

8 低血糖を起こさないためには？症状がなければそのままでよいの？

D Medical Clinic Osaka 院長　**広瀬正和**
大阪市立大学大学院 医学研究科 発達小児医学 講師　**川村智行**

低血糖の症状

一般的には血糖値が 60mg/dL 前後になると低血糖症状が起こります。

軽症　　　　発汗（冷や汗）、空腹感、手先のふるえ

頭痛、意識混濁、異常行動

重症　　　　**意識消失、けいれん、昏睡**

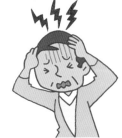

低血糖が起きたときには？

糖分を摂取しましょう。ブドウ糖が一番早く血糖値を上昇させます。軽症の低血糖であれば、10g 程度のブドウ糖で血糖値が 30〜40mg/dL 上昇するので、症状が回復します。しかし、回復までに 10 分程度かかるため、症状がなくなるまでブドウ糖をとり続けると血糖値が上がりすぎることがあります。ブドウ糖のとりすぎには注意しましょう。

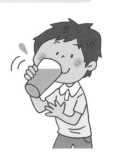

症状がなければそのままでよいの？ 無自覚性低血糖は怖い！

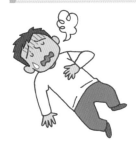

合併症が進んだり、ふだんから低血糖をくり返していると、低血糖の症状がわかりにくくなり、いきなり昏睡やけいれんを起こしてしまうことがあります。これを「無自覚性低血糖」といい、自動車の運転中などに起こすとたいへん危険です。自覚症状がないのに（血糖測定などで）低血糖を起こすことがあれば、主治医の先生に相談しましょう。

低血糖を起こさないために

飲み薬でも低血糖を起こしにくい薬はありますし、インスリン注射でも薬の効果が数時間で切れる超速効型インスリン製剤、ゆっくり効いてすぐに血糖値が下がらない持効型溶解インスリン製剤などがあります。

低血糖になるのが怖くて……

まずは相手（薬）のことをよく知りましょう！

自分の薬のことがわからないと、いつでもどこでも「低血糖になるのではないか」と不安になります。しかし、相手のことをよく知る（薬のことをよく理解する）といつ血糖値が下がりやすいかわかったり、この薬は大丈夫と思えたりするなど、すこし安心して治療できるようになるかもしれませんね。

単独では低血糖が起こらない経口薬

- **α‐グルコシダーゼ阻害薬（α‐GI）**：セイブル®、グルコバイ®、ベイスン® など
- **ビグアナイド薬**：メトグルコ® など
- **チアゾリジン薬**：アクトス® など
- **DPP-4 阻害薬**：ジャヌビア®、トラゼンタ®、エクア® など
- **SGLT2 阻害薬**：スーグラ®、デベルザ®、フォシーガ® など

※ただし、ほかの薬剤、インスリン製剤と併用すると低血糖を起こすことがあります。

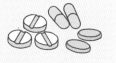

超速効型インスリン製剤

約4時間で効果が切れます。

0　1　2　3　4（時間）

インスリン製剤は血糖値、食事量、運動量などを考慮して適量を注射することが大事です。過量に打ってしまうと低血糖を起こすことがあります。

持効型溶解インスリン製剤

ゆっくり1日かけて効くので、急激に血糖値は下がりません。

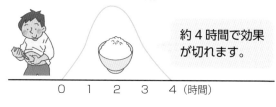

0　　3　　6　　9　　12　　15　　18　　21　　24（時間）

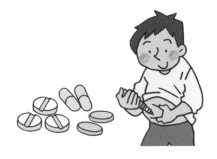

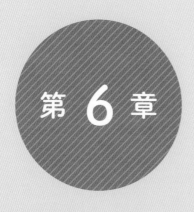

第6章

糖尿病の
今後の治療の
？がわかる！

1 糖尿病の治療にはいくらかかる？

関西テレビ放送株式会社 健康管理室 室長　**日髙秀樹**

医療費は年齢や罹病期間によって異なる

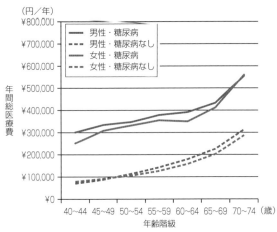

（円／年）

- 男性・糖尿病
- 男性・糖尿病なし
- 女性・糖尿病
- 女性・糖尿病なし

年間総医療費

¥800,000
¥700,000
¥600,000
¥500,000
¥400,000
¥300,000
¥200,000
¥100,000
¥0

40～44　45～49　50～54　55～59　60～64　65～69　70～74（歳）
年齢階級

図1 特定健康診査受診者における糖尿病治療の有無と平均年間総医療費（算術平均）（文献1より一部改変）

1人当たりの医療費は高齢になるほど高額になります。糖尿病治療中と答えた人では、平均年間の医療費（レセプト※での請求）より約20万円高いようです。最近の糖尿病医療費は薬価（薬の値段）の改定と新しい治療薬の使用で、多少増加傾向にあります。

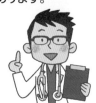

※患者さんが受けた診療について、医療機関が保険者（市町村や健康保険組合など）に請求する医療報酬の明細書のこと

罹病期間（糖尿病と診断されてからの年数）が長くなると、医療費は高額になります。

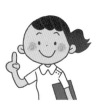

（万円／2年）

1999＆2000年度医療費（平均±SE）
§：p＜0.05 vs 5年未満
1998年に「糖尿病で定期的に通院中」で罹病期間を回答した162例

平均医療費

¥200
¥150
¥100
¥50
¥0

年齢53±4.3
年齢54±4.2
年齢56±4.0 §
年齢56±4.5 §

年数　5年未満　5～10年未満　10～15年未満　15年未満
例数　（70）　（54）　（38）　（33）
糖尿病罹病期間

※年齢・罹病期間は2000年現在で換算

図2 糖尿病患者の罹病期間と医療費（文献2より）

2015～2020年度　40～46歳男性（n＝170～190）

（円／年）

年間医療費

¥350,000
¥300,000
¥250,000
¥200,000
¥150,000
¥100,000
¥50,000
¥0

薬価の大改定

- 139万以上除く平均
- 139万以上除く中央値
- 薬局費用平均
- 薬局費用中央値

2016　2017　2018　2019　2020
（年度）

図3 糖尿病治療薬を処方されている患者の医療費

合併症が増えると医療費も高額に！

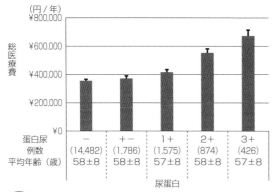

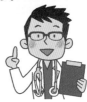

糖尿病の合併症も医療費に影響します。図4は、糖尿病治療中と答えた人で蛋白尿の程度と医療費の関係を示したものです。蛋白尿が増えると医療費も高額となります。同様に、網膜症や腎症、神経障害だけでなく、心臓病などの合併症の数が増えると外来医療費は高くなると報告されています。

図4 糖尿病治療中の尿蛋白と年間総医療費
（文献1より一部改変）

治療法も関係します

糖尿病の治療法も医療費に大きく関係します。生活習慣改善（食事や運動療法）だけであれば年間20万円前後ですが、経口血糖降下薬（経口薬）による治療では約30万円、インスリン治療を受けている患者さんでは50万円前後になっています。

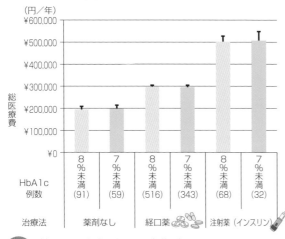

表 糖尿病の医療費を高くする要因

| 高齢 |
| 長期の罹病期間 |
| 合併症の有無 |
| 治療法（インスリン製剤や新しい薬の使用） |

以上のように、糖尿病の医療費は患者さんの状態によって大きく異なります。糖尿病の大半である2型糖尿病で、治療は生活習慣改善のみ、かつ合併症もない状態であれば、おおむね国民の平均的医療費からわずかに増える程度ですむと思われます。早期に発見して生活習慣の改善などの指導を受け、重症化の予防をすることの重要性は、経済的な面からみてもいえます。

図5 糖尿病の治療と年間医療費（平成24年度）
（文献3より）

文献

1) 日高秀樹ほか. 糖尿病・耐糖能異常の医療費への影響：特定健診・保健指導と3年間の診療報酬請求点数からの検討. 医療保険者による特定健診・特定保健指導が医療費に及ぼす影響に関する研究 平成22年度 総括研究報告. 2012, 50-60.

2) 日高秀樹ほか. 糖尿病一次予防の対象者と医療費軽減の可能性：経年的成績と医療費からの推計. 糖尿病. 48（12）, 2005, 841-7.

3) 日高秀樹ほか. 糖尿病専門医と一般医の処方と診療：診療報酬明細書（レセプト）突合による専門医診療. 糖尿病. 57（10）, 2014, 774-82.

2 症状がなければ 糖尿病は治療しなくてよいの？

特定医療法人長生会大井田病院 内科　**堀井三儀**
横浜市立大学大学院 医学研究科 分子内分泌・糖尿病内科学 教授　**寺内康夫**

糖尿病の症状って？

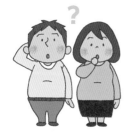

高血糖

糖尿病は血液中のブドウ糖（血糖）が多い状態が続く病気ですが、発病初期は自覚症状がほとんどありません。しかし、高血糖状態がひどくなると、下記のような症状が出てきます。

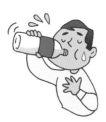

のどが渇く
（口渇・多飲）

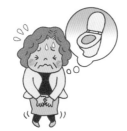

尿の量が多くなる（多尿）
トイレが近くなる

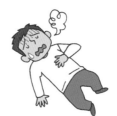

疲れやすい
だるい

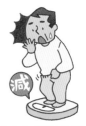

よく食べているのに
痩せてくる

症状は病気が進んでから出てくる！

目
（網膜症、白内障）

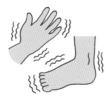

神経
（神経障害）

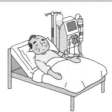

腎臓
（腎症、むくみ）

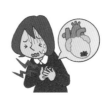

動脈硬化
（狭心症、心筋梗塞、
足病変、脳卒中）

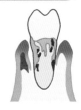

そのほか
（歯周病、感染症）

また、長期間高血糖状態が続くと血管がもろくなり、さまざまな合併症が発症し、症状として感じるようになります。

HbA1c と合併症の関係

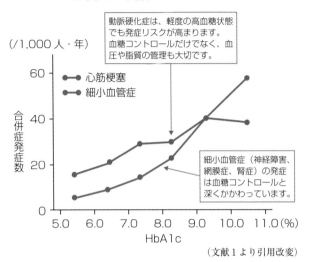

（/1,000 人・年）

動脈硬化症は、軽度の高血糖状態でも発症リスクが高まります。血糖コントロールだけでなく、血圧や脂質の管理も大切です。

●—● 心筋梗塞
●—● 細小血管症

合併症発症数

細小血管症（神経障害、網膜症、腎症）の発症は血糖コントロールと深くかかわっています。

5.0　6.0　7.0　8.0　9.0　10.0　11.0（%）
HbA1c

（文献1より引用改変）

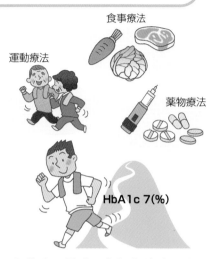

食事療法

運動療法

薬物療法

HbA1c 7(%)

合併症の発症・進行を防ぐため、HbA1c 7%未満を目指しましょう。

通院をやめないで

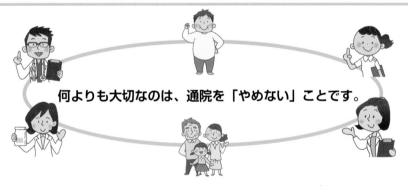

何よりも大切なのは、通院を「やめない」ことです。

長く付き合う必要のある糖尿病の治療では、疲れたり、気が滅入ることもあるでしょう。それでも、通院を続けていれば定期的に血糖コントロールや合併症の進み具合を確認できます。これから先も、あなたが症状を感じずに糖尿病の治療を続けていくことを、私たちは願っています。

文献

1) Stratton, IM. et al. Association of glycaemia with macrovascular and microvascular complications of type 2 diabetes (UKPDS 35): prospective observational study. BMJ. 321 (7258), 2000, 405-12.

第6章

糖尿病の今後の治療の？（ハテナ）がわかる！

3 私の未来は……？

せいの内科クリニック 院長　清野弘明

もぐらたたきを実践しよう！

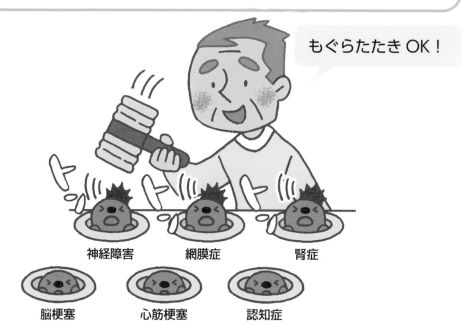

もぐらたたき OK！

神経障害　網膜症　腎症

脳梗塞　心筋梗塞　認知症

糖尿病は経年的に血糖コントロールが悪ければ、細小血管症が出現します。しかし、血糖コントロールを良好にしていけば、これらの合併症の出現を抑制することができます。もぐらたたきのように合併症の発現を抑制できるのです。毎年「もぐらたたき OK」と言いながら、外来通院を楽しんで続けましょう。血圧・血清脂質も管理すれば動脈硬化を抑制でき、元気で長生きできます。「糖尿病だから長生きです」と声高に笑っていきましょう。笑いのある生活は血糖を良好にしてくれます。

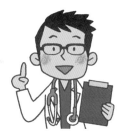

一病息災！ 未来は自分で作り上げていくものです。

歩く人は長生き！

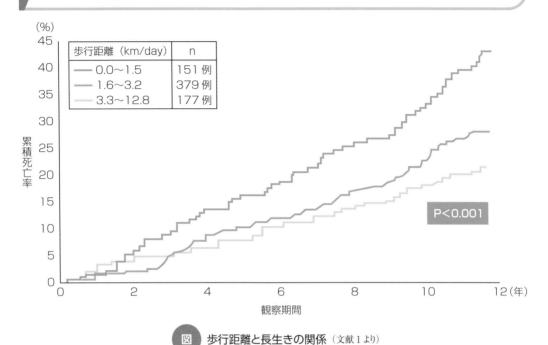

歩行距離（km/day）	n
0.0〜1.5	151 例
1.6〜3.2	379 例
3.3〜12.8	177 例

P＜0.001

図　歩行距離と長生きの関係（文献1より）

このグラフは 65 歳以上のたばこを吸わない男性を 1 日の歩行距離により 3 つのグループに分け、どのグループが長生きかを 15 年間観察して検討した成績です。おおむね 1 日 3km 以上歩く人は元気で長生きです。糖尿病患者のみなさんは、長生きの秘訣である運動の仕方を学んでいるのです。

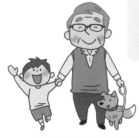

運動療法は「長生きの秘訣」
を学んでいるんだね！

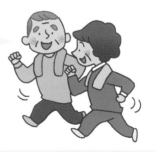

文献

1) Hakim, AA. Effects of walking on mortality among nonsmoking retired men. N. Engl. J. Med. 338 (2), 1998, 94-9.

索引

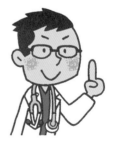

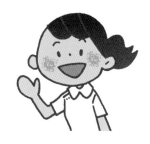

さ 行

た 行

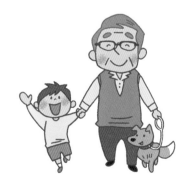

編著者紹介

細井雅之 (ほそい・まさゆき)

大阪市立総合医療センター 糖尿病・内分泌センター長／
糖尿病内科 部長

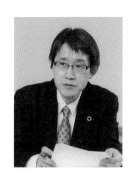

[略歴]

1987年　大阪市立大学 医学部 卒業

1991年　大阪市立大学大学院 修了（薬理学教室）

　　　　米国ボストン大学 心血管研究所 留学

1995年　大阪市立大学 医学部 第2内科 助手

1998年　大阪市立総合医療センター 内科 医長

2006年　大阪市立総合医療センター 栄養部 部長（兼務）

2007年　大阪市立総合医療センター 代謝内分泌内科 部長

2010年　大阪市立総合医療センター 糖尿病センター部長／代謝内分泌内科 部長

2011年　大阪市立大学 医学部 臨床教授（兼務）

2014年　大阪市立総合医療センター 糖尿病内分泌センター部長／糖尿病内科 部長

現在に至る

[資格]

日本内科学会指導医

日本内科学会認定内科医

日本糖尿病学会専門医・研修指導医

日本内分泌学会内分泌代謝専門医・指導医

本書は小社刊行の『糖尿病ケア』2016年春季増刊『魔法の糖尿病患者説明シート50＋α：ダウンロードでそのまま使える！ 患者さんがみるみる変わる！』の患者説明シート部分のみをまとめて加筆・修正し、単行本化したものです。

糖尿病の？（ハテナ）がわかる！ イラストBOOK（ブック）－「あなた糖尿病（とうにょうびょう）ですよ」と告（つ）げられたら

2022年1月1日発行　第1版第1刷

編　著　細井 雅之（ほそい まさゆき）
発行者　長谷川 翔
発行所　株式会社メディカ出版
　　　　〒532-8588
　　　　大阪市淀川区宮原3-4-30
　　　　ニッセイ新大阪ビル16F
　　　　https://www.medica.co.jp/
編集担当　西川雅子／白石あゆみ／富園千夏
装幀・組版　稲田みゆき
イラスト　八代映子
印刷・製本　株式会社シナノ パブリッシング プレス

ISBN978-4-8404-7827-4
Printed and bound in Japan

当社出版物に関する各種お問い合わせ先（受付時間：平日9：00〜17：00）
●編集内容については、編集局 06-6398-5048
●ご注文・不良品（乱丁・落丁）については、お客様センター 0120-276-591